Énergie & Sérénité



ANNA TRÖKES

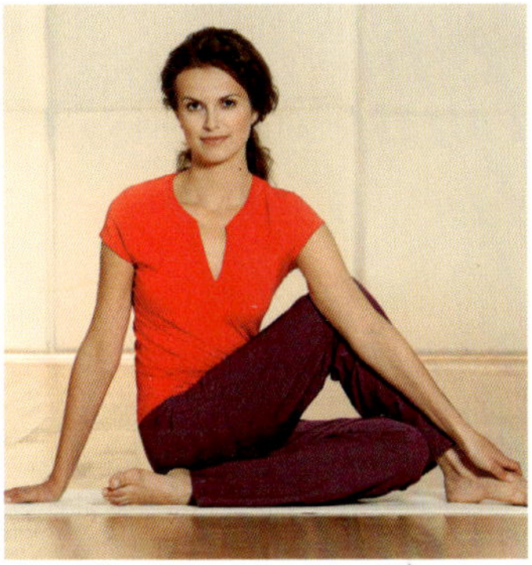

# yoga pour le dos

- Renforcez en douceur vos muscles dorsaux et votre colonne vertébrale
- Luttez efficacement contre le mal de dos
- Entraînez-vous avec votre coach grâce au **DVD** inclus

VIGOT

# SOMMAIRE

## Le yoga et le dos



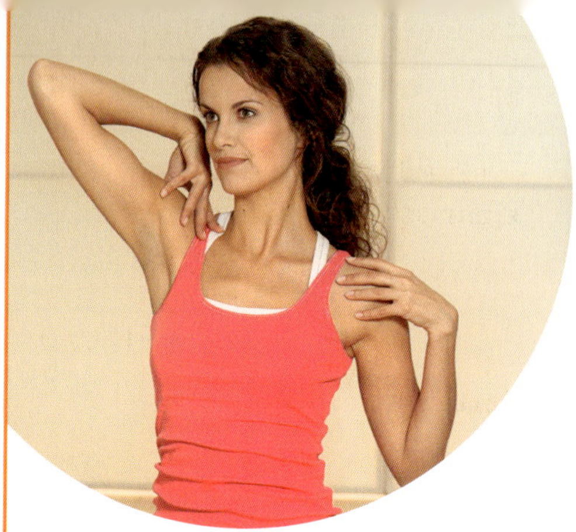

## Ce qui fait du bien au dos

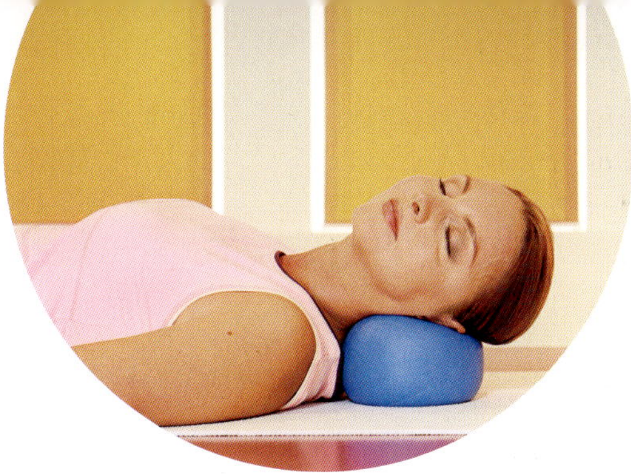

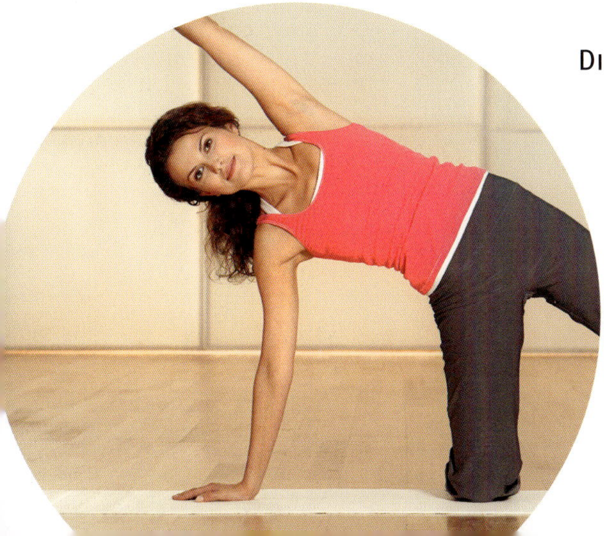



## Pour aller plus loin

# Vaincre le mal de dos, c'est possible !

L'état de votre dos dépend de la façon dont vous vous occupez de lui et prenez en compte ce dont il a besoin et ce qui lui fait du mal. Vous avez donc plusieurs cordes à votre arc pour faire en sorte que votre mal de dos chronique ne soit bientôt plus qu'un mauvais souvenir. De récentes recherches sur le cerveau ont montré l'importance du mental sur le dos et sa résistance. Ces résultats corroborent ce que le yoga enseigne depuis des siècles : un dos solide et fort repose non seulement sur une pratique physique adaptée, mais aussi sur la perception intérieure que l'on a de sa force. Ayant moi-même découvert la voie du yoga suite à un grave accident qui m'avait donné un terrible mal de dos chronique, je sais de quoi je parle. Pour recouvrer la santé, j'ai pratiqué le yoga régulièrement, et acquis ainsi puissance musculaire, souplesse et détente. Cette pratique m'a également appris à quel point mon dos était sensible au stress, et comment le yoga me permettait de réduire ces tensions. Ainsi, je jouis aujourd'hui d'un dos solide et souple au lieu d'être depuis plusieurs années réduite à l'immobilité à cause de douleurs dorsales insupportables.

Entreprenez dès aujourd'hui quelque chose pour votre dos : il ne tardera pas à vous exprimer sa gratitude !

*Anna Trökes*

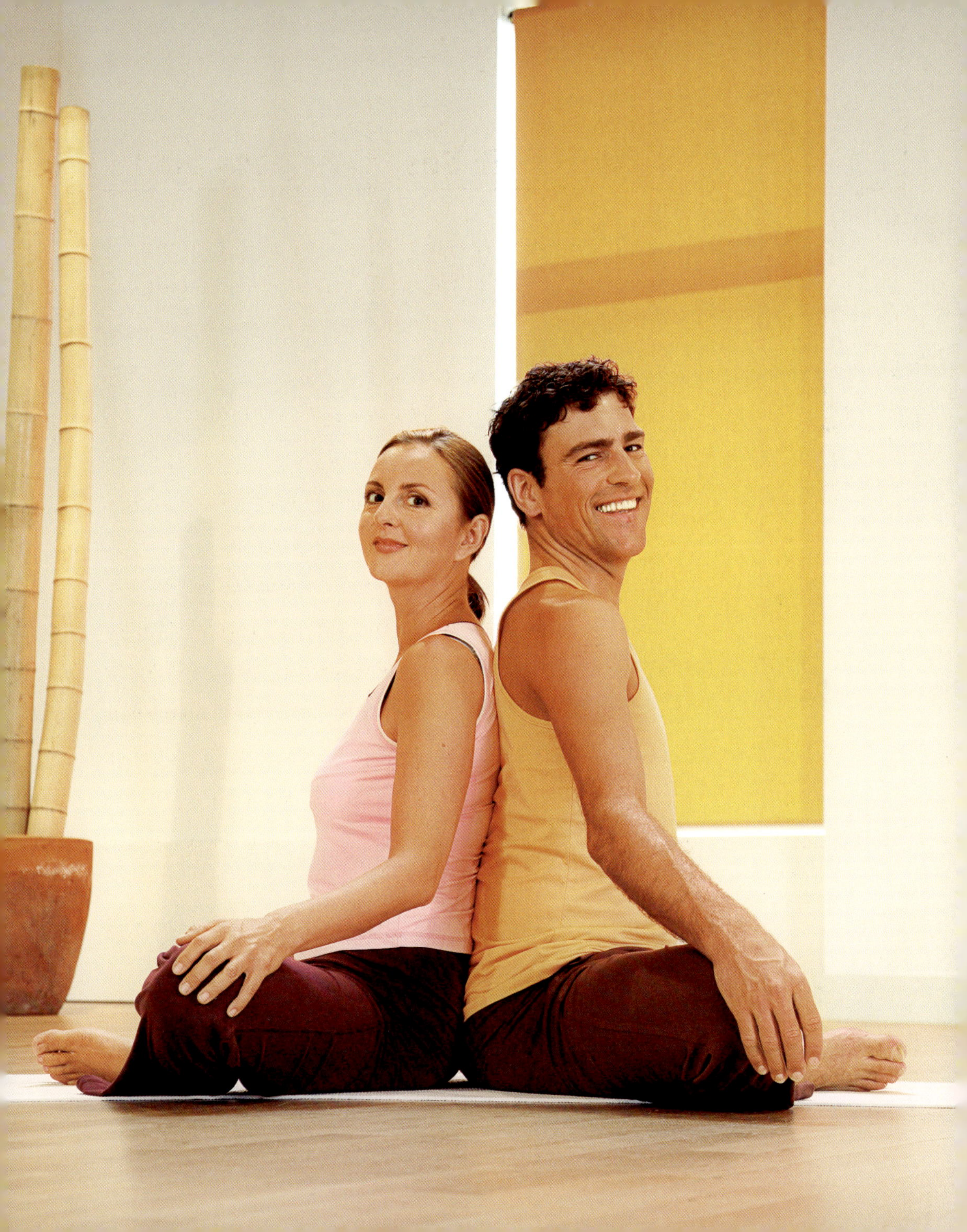

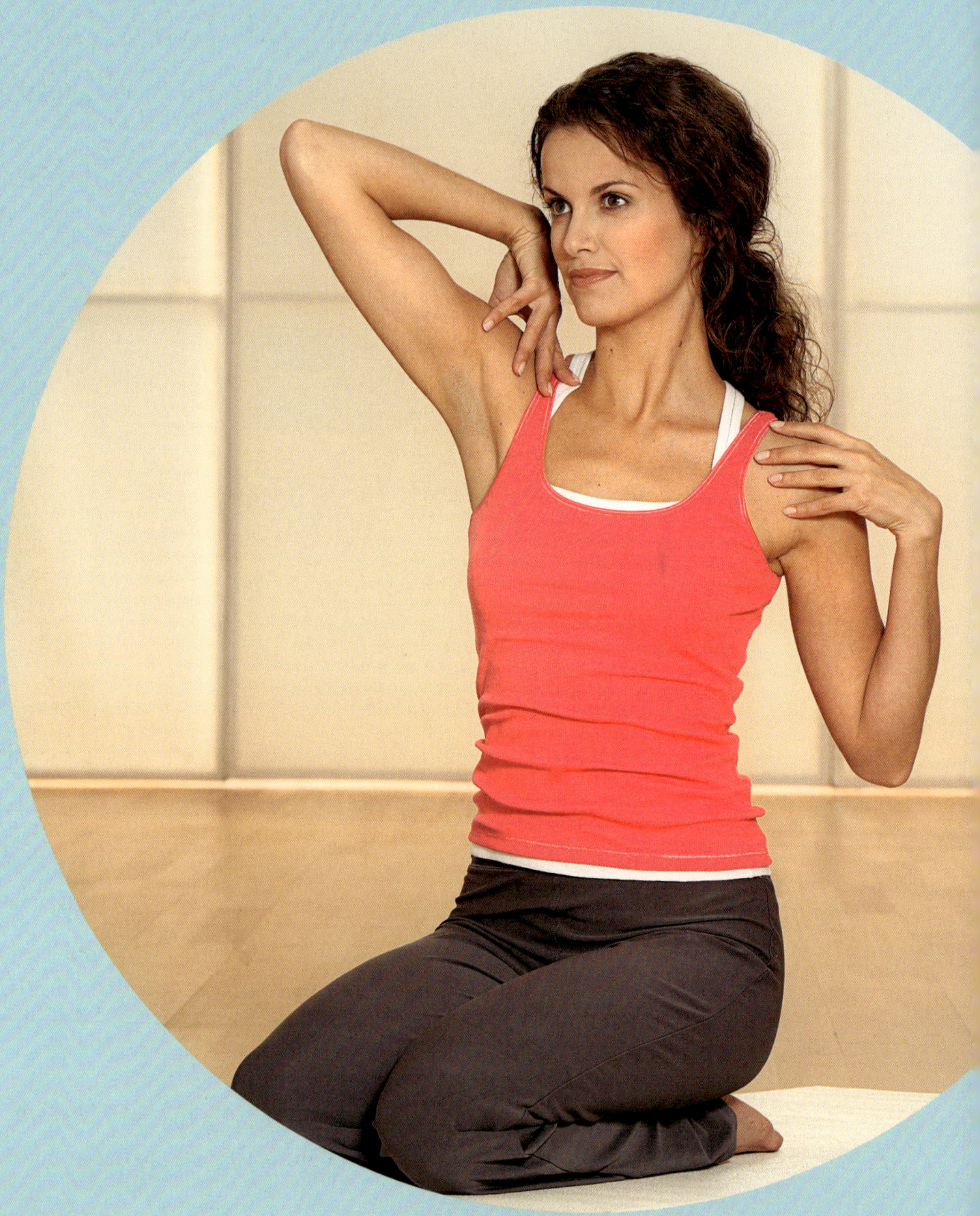

# LE YOGA ET LE DOS

Lorsque vous saurez comment votre dos « fonctionne », vous percevrez mieux en quoi le yoga peut vous aider dans ce domaine. Vous allez également prendre conscience de la façon dont il « donne corps » à votre mental et à vos émotions, et comprendrez par là même comment vous pouvez minimiser les tensions mentales pour qu'elles ne se répercutent plus sur vos épaules et votre dos. Saviez-vous par ailleurs que votre alimentation avait, elle aussi, un impact sur le bien-être de votre dos ? Pour terminer, ce chapitre vous donnera de précieux conseils qui vous aideront dans votre pratique posturale.

# Ce que le yoga peut faire pour votre dos

**Bien que la plupart des problèmes de dos disparaissent au bout de quelques jours, il convient de les interpréter comme un signal d'alarme par lequel notre corps nous rappelle qu'il est grand temps de faire quelque chose pour lui. Si nous disposons aujourd'hui d'un grand nombre de méthodes qui ont fait leurs preuves, aucune n'est cependant aussi efficace que le yoga, dont l'approche est résolument holistique.**

Comme en témoignent un nombre croissant d'individus, cette pratique ancienne, originaire de l'Inde, aide non seulement à assouplir et à renforcer notre dos et, de façon plus générale, à améliorer notre posture, mais elle permet aussi de comprendre ce qui, au niveau du mental, contracte ou affaiblit cette partie du corps. C'est pourquoi on trouve aujourd'hui de plus en plus de cours de yoga exclusivement centrés sur le dos.

## Interaction du physique et du mental

Si on a depuis longtemps recours aux exercices physiques du yoga, appelés postures ou asanas, pour soulager le mal de dos, on sait également que d'autres aspects de cette pratique – en particulier les techniques de relaxation et le travail mental d'intériorisation et de visualisation, entre autres – contribuent aussi à éliminer durablement les douleurs. Ces exercices mentaux ont été mis au point il y a des siècles par les yogis pour nous aider, d'une part, à identifier les schémas intellectuels et les comportements qui nous sont nuisibles et, d'autre part, à en adopter d'autres, plus stimulants et bénéfiques. C'est ce qui permet finalement à notre dos de se détendre et de se renforcer sur le tapis de yoga, alors que dans notre vie quotidienne, nous sommes sans cesse confrontés à des tensions supplémentaires qui s'accumulent sur notre dos, faisant capoter tous nos efforts.

Il est intéressant de noter que le Rücken-Braining®, formation en train de s'imposer dans la nouvelle « école du dos » allemande, se rapproche du yoga par bien des aspects.

Or, l'efficacité de la pratique séculaire du yoga, aussi bien que des méthodes modernes comme le Rücken-Braining®, repose sur l'interaction entre le physique et le mental, qui apporte au dos un savant dosage de puissance et de souplesse. Le yoga présente toutefois la particularité de s'appuyer sur un troisième pilier, l'alimentation, pour traiter le mal de dos. Les yogis de l'Antiquité étaient en effet incroyablement au fait des interactions complexes entre aliments et épices d'une part, et le degré de tension ou de souplesse de la musculature d'autre part.

Comme vous pouvez le constater, la contribution du yoga au bien-être de notre dos va bien au-delà de quelques asanas. C'est pourquoi cet ouvrage vous propose, outre le travail postural, des exercices alliant le physique et le mental, ainsi que des conseils nutritionnels, pour vous aider à retrouver un dos souple et musclé.

## Comment naît le mal de dos ?

Notre vie quotidienne est très éprouvante pour notre dos, que nous sollicitons souvent de façon unilatérale. Un grand nombre d'individus restent assis toute la journée, de sorte que leur dos est contracté et épuisé par l'inactivité permanente. D'autres restent trop longtemps debout, d'autres encore sont sans cesse en mouvement et finissent la journée en souffrant des jambes et du dos.

Le mal de dos peut également provenir d'une mauvaise posture adoptée au fil du temps. Certains souffrent par exemple d'une lordose (au niveau des lombaires), d'autres ont le dos rond (c'est-à-dire des problèmes au niveau dorsal ou cervical), d'autres encore souffrent d'une déformation latérale de la colonne, la scoliose. Toutes ces déformations provoquent des tensions du rachis.

La musculature dorsale doit être, tout au long de notre

### Qu'est-ce que le yoga ?

Le yoga est une pratique ancienne aux effets avérés qui permet à un individu d'agir sur son physique, son souffle, son mental et ses émotions de façon à ce que l'interaction de ces différentes sphères tende vers l'harmonie. La pratique du yoga diminue le poids de la vie quotidienne, stimule l'organisme, renforce la respiration et aide à relever plus facilement les défis incessants de l'existence. Être « en état de yoga » signifie avoir apaisé son mental et être totalement présent, en soi et dans l'instant.

Le yoga part du principe que le mental, l'humeur d'un individu, se répercute de façon significative sur son état général et sa santé. De ce fait, cette pratique propose un grand nombre d'exercices destinés à influencer positivement le mental, comme, par exemple, les postures du hatha yoga, dont vous trouverez une sélection dans cet ouvrage.

vie, à la fois assez mobile pour être bien irriguée et suffisamment résistante pour supporter le poids de notre corps. Si ce n'est pas le cas, elle s'affaiblit au fil des ans. Il est alors aisé de solliciter ces muscles de façon excessive, ce qui entraîne rapidement des contractures. Or, les muscles contractés compactent leurs fibres musculaires, qui appuient sur les disques intervertébraux et les petites articulations vertébrales. Si ces tensions musculaires se répercutent très lentement sur les disques intervertébraux, elles se traduisent en revanche très vite par des douleurs au niveau des articulations vertébrales lorsque celles-ci sont constamment comprimées.

Les muscles affaiblis ont tendance à se contracter rapidement car ils sont sursollicités en permanence. En revanche, des muscles forts peuvent réagir en souplesse et se contracter et se relâcher alternativement selon les besoins.

## En quoi le yoga peut-il vous aider ?

Les exercices de yoga que propose ce livre doivent avant tout vous aider à contrer ces sollicitations unilatérales, sources de pathologies sur le long terme. Les exercices de yoga axés sur le dos agissent toujours de deux façons : ils font bouger les muscles, stimulant ce faisant leur irrigation, et ils renforcent les muscles profonds, en particulier les muscles rachidiens. Une pratique régulière a ainsi pour effet de constituer un corset musculaire souple et puissant. Ces muscles donnent au corps de la tenue et permettent aux fibres musculaires de mieux résister aux sollicitations imposées par la vie quotidienne.
Ces fibres sont ainsi en mesure de se détendre, ce qui annihile la pression dommageable qui risquerait de s'exercer sur les ligaments et les articulations vertébrales. Notre dos peut alors respirer.
Comme le yoga considère toujours l'individu dans sa globalité, cette pratique s'attache à faire travailler le corps de façon harmonieuse et holistique. Ce n'est pas le cas des salles de sports où l'on s'échine à étirer ou à muscler seulement quelques groupes de muscles.
En outre, la pratique du yoga renforce aussi les os et les articulations et, donc, la colonne vertébrale. En effet, le manque d'exercice aboutit à une dégénérescence des os et des cartilages, alors que le travail musculaire stimule la croissance osseuse en apportant aux os et aux cartilages les nutriments dont ils ont besoin. La pratique régulière du yoga est ainsi préventive de l'ostéoporose.

# La colonne vertébrale

La station debout est un cas unique au monde dans le processus de l'évolution : l'homme est en effet le seul être vivant qui s'est redressé complètement au fil du temps et qui se déplace en se tenant exclusivement sur ses deux jambes. De plus, chaque individu reproduit cet acte révolutionnaire dans sa petite enfance lorsqu'il apprend à marcher.

De ce phénomène unique découlent deux éléments qui expliquent pourquoi notre colonne vertébrale est si fragile :

- La station debout est un concept si récent qu'il en est encore au stade expérimental. On pourrait dire en quelque sorte que le modèle de notre rachis n'est pas encore finalisé.
- La Nature ne pouvait imaginer qu'en un laps de temps aussi court, c'est-à-dire quelques siècles à peine, l'espérance de vie allait augmenter de façon aussi significative. Notre colonne vertébrale a donc été conçue pour une durée de vie de 45 ans environ, ce qui explique que certains phénomènes de dégénérescence s'observent parfois dès l'âge de 25 ans.

En conséquence, nous devons accorder une grande attention à notre colonne vertébrale, l'entourer de soins et ne pas partir du principe qu'elle va fonctionner parfaitement en toutes circonstances.

## Stable et souple à la fois

Chez tous les vertébrés, la colonne vertébrale doit être à la fois stable et mobile. Le rachis doit être stable pour que son canal interne protège bien la moelle épinière, prolongement du cerveau, qui assure – avec les nerfs spinaux ou rachidiens qui en émergent de part et d'autre – la communication réciproque entre la centrale de commande (le cerveau) et les organes exécutifs (les mains ou les pieds par exemple). Si ce canal rachidien est endommagé par un accident ou une hernie discale, l'individu risque d'avoir des difficultés à bouger, voire être paralysé.

Parallèlement, la colonne vertébrale doit être extrêmement souple et mobile, et ce dans de nombreuses directions, pour que nous puissions prestement nous tourner, marcher, courir, sauter, ainsi que pivoter la tête dans tous les sens. Quiconque a déjà eu le dos raide sait à quel point nous sommes gênés et limités dans tous les gestes et situations de la vie quotidienne lorsque nous perdons cette mobilité.

**Notre colonne vertébrale commençant à vieillir dès l'âge de 25 ans, il est indispensable d'en prendre le plus grand soin tout au long de notre vie afin de pouvoir nous tenir droits et de n'être aucunement entravés dans nos mouvements.**

## L'axe qui nous donne de la tenue

C'est cet empilement de vertèbres, corps osseux superposés, appelé colonne vertébrale ou rachis, qui confère à notre corps sa tenue. Le rachis est profondément ancré dans le tronc : en effet, si au niveau des lombaires et de la nuque, il se trouve à peu près au centre du corps, au niveau du bassin et de la cage thoracique, il se situe en arrière de la ligne médiane.

Chaque vertèbre est séparée de la suivante par un disque intervertébral élastique (voir page 14).

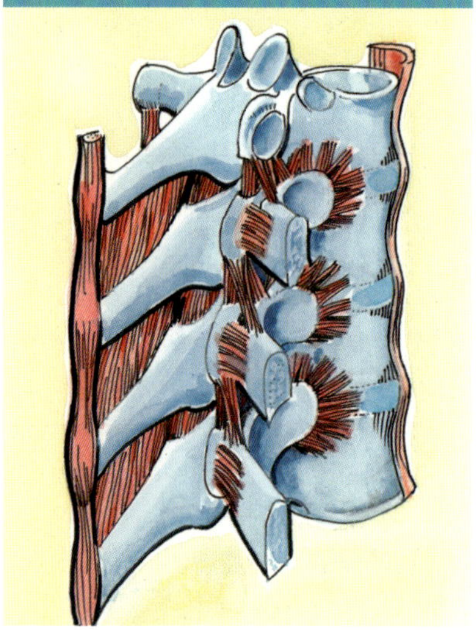

Les vertèbres sont liées les unes aux autres par de puissants ligaments. Grâce à des tissus conjonctifs assez semblables à des tendons, la colonne vertébrale est à la fois souple et stable.

Une colonne vertébrale saine a la forme d'un S légèrement esquissé. Cette double courbure la rend plus résistante qu'une ligne droite, car elle est davantage en mesure d'absorber les chocs ou les à-coups de la marche.

## Des articulations pour la souplesse

Au dos des corps vertébraux, les arcs neuraux circonscrivent une cavité, le canal rachidien, dans lequel passe la moelle épinière. De chaque côté de ces arcs neuraux se trouvent les petites articulations vertébrales qui relient les vertèbres les unes aux autres et qui sont disposées de façon à permettre seulement certains mouvements bien définis :

- dans le bas de la colonne, essentiellement flexion arrière et légère flexion avant et latérale, pratiquement pas de torsion ;
- dans la partie médiane, flexion avant et latérale essentiellement, flexion arrière et torsion limitées ;
- au niveau des cervicales, flexion principalement arrière et latérale, et légère flexion avant ;

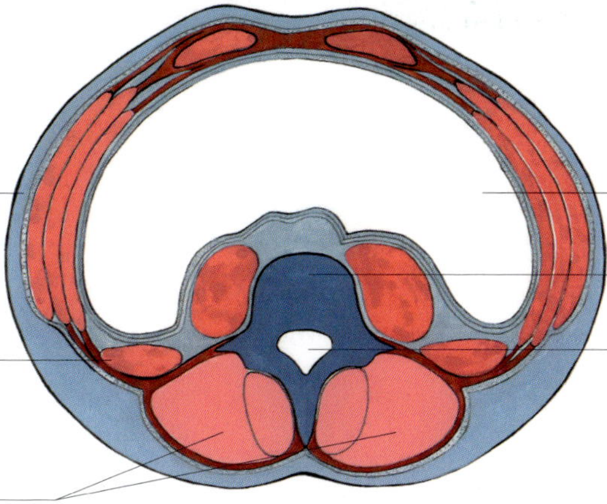


Coupe transversale du buste : chaque vertèbre est profondément enfouie sous une multitude de muscles qui la protègent. C'est pourquoi il est si important de renforcer régulièrement cette musculature qui assure notre maintien.

- entre la 2e et la 1re vertèbre (c'est-à-dire entre Axis et Atlas), rotation exclusivement ;
- entre la 1re vertèbre et l'occiput, hochement de la tête et légère inclinaison latérale.

Chaque articulation vertébrale est enveloppée d'une capsule articulaire et stabilisée par des ligaments, ce qui limite son rayon d'action et la protège.

## Les muscles, moteurs de la colonne vertébrale

De chaque arc neural partent des saillies osseuses latérales ou arrière, respectivement appelées apophyses transverses et apophyse épineuse. C'est cette dernière que l'on sent en passant la main sur le rachis dont elle explique le nom « d'épine » dorsale. Comme les articulations, les apophyses permettent, du fait de leur forme et de leur disposition, à telle ou telle partie de la colonne vertébrale d'effectuer (ou non) tel ou tel mouvement. Ainsi, la superposition – à la façon des tuiles d'un toit – des apophyses épineuses du rachis thoracique permet-elle la flexion avant de la cage thoracique (lorsqu'on fait le dos rond par exemple), alors qu'elle en rend l'étirement difficile. Toutefois, ces saillies osseuses servent avant tout de points de fixation aux muscles du dos qui, qu'ils soient droits ou en biais, s'étirent d'une vertèbre à l'autre sur plusieurs plans, ou encore en recouvrent plusieurs. Cette musculature est en effet le moteur qui met le rachis en mouvement, tout en gardant la colonne, malgré son élasticité, plus ou moins redressée.

Le degré de contraction des fibres musculaires est déterminant :

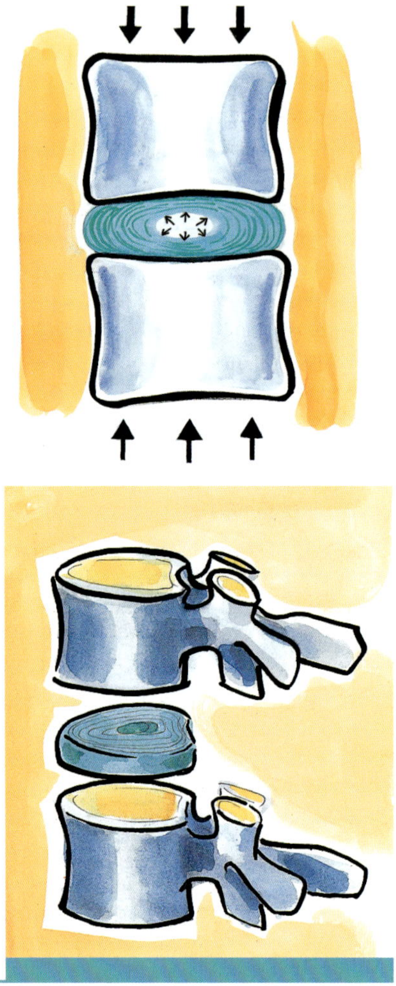

Les disques intervertébraux servent d'amortisseurs aux vertèbres. Leur noyau gélatineux répartit harmonieusement la pression qui s'exerce sur le rachis du fait de la station debout et empêche deux corps vertébraux successifs de se toucher, favorisant ainsi une bonne posture.

- Si les muscles du dos sont trop relâchés, nous avons du mal à garder le dos droit.
- Si le degré de contraction est bien dosé, nous sommes droits, mais détendus, la cage thoracique bien ouverte.
- Si nos muscles du dos sont trop contractés, nous sommes tendus, « raides comme un piquet ».

## Les disques intervertébraux ne sont pas toujours en cause !

Bien des gens craignent que leurs disques intervertébraux ne soient endommagés lorsqu'ils souffrent du dos pendant plusieurs jours d'affilée. En réalité, les disques sont seulement responsables de 5 % des problèmes de dos, et les douleurs sont bien plus fréquemment d'origine musculaire. En effet, lorsqu'ils restent longtemps contractés, les muscles ne sont plus assez irrigués : ils manquent alors d'oxygène et ne sont pas en mesure de rejeter suffisamment de déchets acides. Cette hyperacidité, associée au déficit d'oxygène, est souvent à l'origine du fameux tour de rein ou lumbago, qui est en fait une contracture de muscles sursollicités.

À ceci s'ajoute toutefois souvent un accroissement de la pression qui s'exerce sur les petites articulations vertébrales qui relient ces muscles. Si cette surpression s'installe dans la durée ou se répète souvent, les vertèbres commencent à se déformer.

S'en suit alors généralement une compression néfaste des disques de la région concernée, en particulier s'il s'agit de la nuque ou des lombaires. Il est assez facile de s'en débarrasser lorsqu'on est jeune, car le cartilage dont sont faits les disques est encore très élastique et se gorge facilement de liquide. Avec l'âge, en revanche, le cartilage des disques intervertébraux devient plus friable, car ses fibres de collagène absorbent moins facilement l'eau. Aussi, lorsqu'une pression défavorable s'exerce durablement sur le disque, celui-ci se fragilise et finit un jour par se déchirer. C'est alors que survient la hernie : à l'intérieur du disque se trouve en effet un gros noyau gélatineux qui est toujours un peu sous pression pour maintenir une certaine distance entre les vertèbres. Lorsque l'anneau fibreux se déchire, le noyau gélatineux glisse hors de la gaine protectrice. S'il touche ce faisant un nerf ou la moelle épinière, cela provoque de fortes douleurs nerveuses, voire des paralysies. Fort heureusement, ceci ne se produit que très rarement.

Un conseil : si vous ressentez depuis longtemps de violentes douleurs dans le dos, il est impératif de consulter.

## Ne jouez pas les gros durs, cela ne fait qu'aggraver les choses !

Si vous avez très mal au dos, faites rapidement quelque chose pour vous soulager : même si vous ne prenez jamais de médicaments, commencez par prendre un analgésique. Vous aiderez ainsi vos muscles à ne pas se contracter davantage sous l'effet de la douleur. Par ailleurs, vous empêcherez qu'un souvenir douloureux se grave dans votre cerveau. Beaucoup plus rapide qu'on ne croit, ce phénomène est en effet la principale cause de transformation d'une douleur ponctuelle en douleur chronique. Si vous soulagez immédiatement une douleur aiguë en revanche, vous pourrez à nouveau bouger normalement, et en particulier faire des exercices pour stimuler l'irrigation des muscles du dos.

Pour vous aider, utilisez tout ce qui peut vous réchauffer le dos (baumes, patchs thermo-actifs, coussins chauffants, bains chauds), car cela active aussi la circulation sanguine et détend les muscles.

**Si vous serrez les dents lorsque vous avez mal, vos muscles se contractent encore plus. Prenez plutôt un antidouleur, cela vous aidera à vous détendre et à reprendre votre souffle.**

# En cause dans la souffrance : la psyché

**La médecine occidentale l'a déjà constaté depuis longtemps : le meilleur des médicaments n'aura aucun effet si nous n'intégrons pas nos schémas mentaux, émotionnels ou comportementaux dans le processus de guérison, car c'est généralement là que se situent les causes des problèmes chroniques.**

**Les tensions, crampes et contractures qui affligent nos muscles dorsaux reflètent le stress auquel notre mental est soumis. C'est seulement lorsque nous saurons détendre notre mental que nous pourrons décontracter notre musculature.**

Ceci est tout particulièrement vrai pour notre musculature, qui est étroitement liée à notre mental et à nos états d'âme. Si nous considérons seulement le symptôme (la douleur, la contraction, la difficulté à prendre telle ou telle position…), nous ne voyons dans une certaine mesure que la partie émergée de l'iceberg. Réparer seulement le symptôme revient à rester à la surface du problème. Nous devrions au contraire apprendre à voir au plus profond de nous-mêmes, car c'est là, dans les profondeurs de notre psyché et de notre mental, que se situent les éléments qui alimentent constamment la plupart de nos symptômes. Lorsqu'une cause objective, par exemple un stress aigu, accentue notre schéma interne, les symptômes sont d'autant plus marqués. Nous devons donc nous efforcer de comprendre la façon dont nous appréhendons la vie, à la fois mentalement et émotionnellement, ainsi que la façon dont notre corps réagit aux sollicitations inévitables et aux incontournables facteurs de stress.

## Mental et muscles travaillent en équipe

Vous vous souvenez sûrement de périodes de votre vie irradiant de bien-être, au cours desquelles vous ne sentiez absolument pas votre dos. C'est parce que votre musculature dorsale était alors en état « d'eutonie », c'est-à-dire que son tonus était harmonieusement équilibré. Vos muscles dorsaux vous maintenaient sans effort en position verticale, car à votre force musculaire s'alliait la disposition interne « joyeuse et gaie » de votre système nerveux.

À d'autres moments, le tourbillon de la vie quotidienne se faisant plus pressant, plus agité, la tension gaie et positive fait place au stress, et sous l'effet de cette pression extérieure, la tension des muscles de la nuque, des épaules et du dos, augmente graduellement ou brutalement. Le dos se contracte et reste contracté tant que le mental – et par là même le système nerveux – est sous tension. Si cette tension interne perdure et si nous ne parvenons pas à faire quelque chose pour relâcher nos muscles, ceux-ci se contractent de plus en plus.

Inversement, si nous sommes abattus, affligés, sans entrain, les muscles de notre dos ont du mal à lutter contre cet état d'esprit et à nous redresser. Nous nous enfonçons dans la déprime, nous nous recroquevillons et perdons nos forces, notre corps finissant par être une illustration de notre mental.

Ainsi, le tonus de nos muscles redresseurs nous permet à tout moment de savoir comment nous allons vraiment, de la même façon que la posture des gens qui nous entourent nous renseigne sur leur état. Plus significatif encore : à chaque fois que nous nous regardons dans la glace, nous voyons clairement ce qui se passe, ce qui a encore pour effet d'aggraver la situation.

## Ce que les muscles peuvent faire pour le mental

Lorsque, sous l'effet du stress, nous sentons que les muscles de nos épaules sont constamment durs et tendus, la sensation que nous exprimons par « oh la la, qu'est-ce que je suis encore tendu aujourd'hui ! » est un facteur de stress supplémentaire, que nous produisons nous-mêmes.

En outre, cette tension musculaire gêne notre respiration et limite l'irrigation du cerveau, ce qui peut entraîner maux de tête ou problèmes de vue. Si nous laissons faire, ces symptômes s'intensifient et nous limitent de plus en plus.

En revanche, si nous apprenons quelques exercices qui aident les muscles à éliminer leurs tensions et si nous les pratiquons régulièrement, les symptômes s'estompent et le stress « maison » diminue, car nous agissons, et de ce fait ne nous sentons plus aussi impuissants. De plus, nous pouvons à nouveau respirer à pleins poumons et y voir clair.

## Ce que notre mental peut faire pour nos muscles

Dans la vie, la nature de ce qui nous stresse ou ne nous stresse pas est très liée à la personnalité que nous nous sommes forgée tout au long de notre éducation et que nous avons encore renforcée en nous-même à l'âge adulte. Avons-nous plutôt tendance à « serrer les dents » et à saisir les problèmes « à bras-le-corps »,

**Nous pouvons renforcer notre mental en jouant sur notre physique : en faisant des mouvements adaptés au travail du dos, nous créons des sensations agréables qui à leur tour aident notre mental à se détendre.**

ou bien reculons-nous devant les obstacles et nous blindons-nous dans la carapace de notre corps ? À moins que nous n'abordions les choses de façon plus décontractée ? C'est encore notre personnalité qui nous renseigne sur notre capacité interne à résister aux problèmes que nous devons affronter : nous laissons-nous anéantir, ou bien avons-nous toujours la force de nous relever, comme après les culbutes de notre enfance, et de continuer notre route comme si de rien n'était ?

En nous forgeant « une carapace », nous nous protégeons certes d'une certaine façon de nos sensations et sentiments, mais nous créons également souvent des contractions chroniques dans notre dos, nos épaules et notre nuque.

Toutefois, une personnalité n'est pas immuable. C'est plutôt le produit d'un ensemble de concepts et de schémas de vie qui forme dans le cerveau une sorte de réseau neuronal. Comme nous sommes des êtres vivants et que chacune de nos cellules est en constante évolution, nous pouvons intervenir sur ce point précis, et modifier tous les schémas de notre mental, de façon qu'il nous soutienne et aille dans le bon sens au lieu de s'accrocher à des concepts néfastes.

### Un exemple de la vie quotidienne

Imaginons que je suis assis à mon bureau en train de faire tranquillement mon travail. Soudain, mon chef entre dans la pièce. Je sais qu'il est très perfectionniste et rarement satisfait. Je constate aussitôt que les muscles de mes épaules et de ma nuque se contractent. Ceci se produit parce que je pense que mon chef est uniquement venu dans mon bureau pour me critiquer, voire me rabrouer. Je réagis alors comme un lapin qui, à la vue du serpent, se fige sur le champ. Imaginez maintenant qu'en fait, mon chef était venu dans un état d'esprit pas du tout négatif, qu'il voulait tout simplement parler à ma collègue. Je vais tout de même ressentir pendant plusieurs heures le choc physique qu'ont provoqué en moi son apparition et mon trouble. Mon mental a en effet transformé mon chef en facteur de stress négatif et l'a enregistré sous cette étiquette, de sorte que mon corps réagit exactement de la même façon que lorsqu'un lion surgissait jadis devant un homme dans la savane africaine.

Certes, je ne pourrai jamais changer ni mon chef ni son perfectionnisme. En revanche, je peux amener mon mental à ne pas paniquer ni s'inquiéter dès qu'il apparaît. C'est-à-dire que je vais chercher à remplacer le schéma négatif que j'ai initialement imprimé dans mon cerveau (à savoir : « mon chef est dangereux et ne me veut que du mal ») par un nouveau schéma neutre, qui amènera mon mental à analyser la situation sans *a priori* (« voyons voir ce que veut le chef. S'il dit ou fait effectivement quelque chose de désagréable, il sera alors temps de m'énerver, ou bien de faire tout simplement ce qu'il veut sans m'énerver davantage »).

Je ne peux pas changer mon chef, ni la plupart des circonstances dans lesquelles je dois vivre, mais ce que je peux changer, en revanche, c'est la façon dont j'évalue ce qui m'arrive et la façon dont je gère ceci intérieurement. Lorsque j'aurai appris à le faire, je ne communiquerai plus le moindre stress à mes muscles et je ne me sentirai plus impuissant face à toutes les pensées et à toutes les préoccupations qui m'assaillent. Pas bête, non ?

## Approche holistique du yoga

Selon les Écritures, les interactions psychosomatiques sont connues en Inde depuis au moins 2 500 ans.

L'un des exemples les plus connus est issu de la Bhagavadgîtâ, le texte le plus sacré de l'Inde. Un jour, le prince guerrier Arjuna s'effondre sur le champ de bataille juste avant un combat, assailli par ses doutes et ses préoccupations. Il n'est vraiment plus en état de se redresser ni de faire quoi que ce soit. Ses doutes l'ont mentalement anéanti et, par ricochet, son tonus musculaire s'est complètement effondré. Tous les appels intérieurs et extérieurs lui intimant de se relever sont infructueux. Son maître et ami Krishna se tourne alors vers lui et l'aide patiemment à mettre de l'ordre dans ses idées, à se fixer des priorités et à se débarrasser de ses préoccupations et surtout de ses doutes les plus profonds. C'est seulement lorsque Arjuna peut au sens propre du terme « avancer » vers ce que la vie attend de lui qu'il retrouve son tonus musculaire, peut se relever et agir. Cette histoire, déjà profondément ancrée

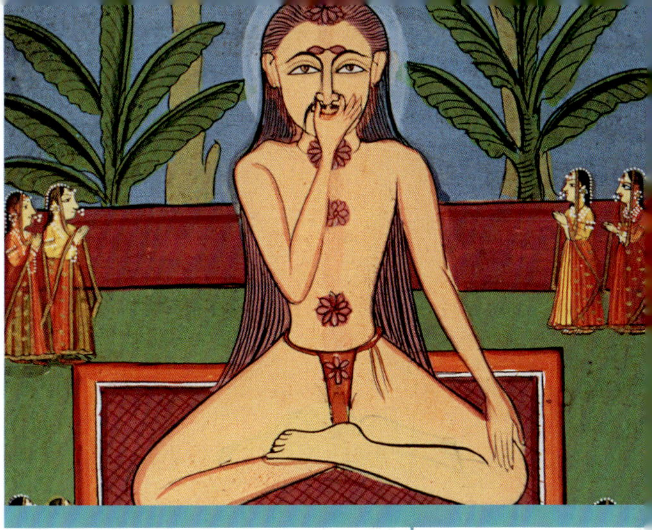

Être assis calmement, respirer en conscience et retrouver le calme intérieur : voici la façon ancestrale d'apaiser le mental et de clarifier ses idées par la voie du yoga.

dans l'inconscient indien lorsque la voie du yoga était en train de se développer, explique sans doute pourquoi cette pratique a toujours considéré l'être humain comme entité triple, mental, souffle et physique.

## Les Yoga Sutras de Patañjali

**Il y a 2 000 ans déjà, le sage Patañjali a décrit très précisément la façon dont nous fabriquons nous-mêmes notre souffrance et dont nous pouvons, à l'aide du yoga, dissoudre les douleurs anciennes et éviter les nouvelles.**

Aujourd'hui encore, les Yoga Sutras, c'est-à-dire la « pratique du yoga » telle que l'a théorisée le sage Patañjali, demeurent incontestablement le fondement de l'éducation spirituelle que propose le yoga. Ce texte de 2000 ans environ se lit assez globalement comme un guide moderne. Se prenant lui-même pour objet d'étude, Patañjali analyse l'esprit humain dans ses moindres détails : quels schémas mentaux, quelles pensées, quels sentiments nous conduisent encore et toujours aux (mêmes) situations douloureuses ? Comment naissent le stress, les soucis, les préoccupations, la peur ou la maladie ? Il considère essentiellement notre corps comme un miroir qui reflète ce qui ne va pas bien au niveau du mental. Dans ses sutras, Patañjali décrit en détail des méthodes qui permettent d'identifier des schémas mentaux néfastes et leur énergie négative, mais aussi de mettre en œuvre de nouveaux modes de pensée, et par là même d'adopter de nouveaux comportements positifs.

## Le caractère « étroit » de la souffrance

Pour désigner la souffrance, Patañjali utilise le mot sanscrit *Duhkha*, littéralement une « pièce étroite et sombre ». C'est l'ornière où nous nous sommes enlisés, les retranchements dans lesquels on nous a poussés, l'impasse où nous nous sommes entêtés à nous engager, le pétrin où nous nous sommes fourrés. Sur le plan physique, cette étroitesse se ressent au niveau de la gorge ou de la poitrine qui sont parfois serrées, nouées, du cœur qui est parfois dans un étau, de la nuque qui se raidit ou des muscles du dos qui se contractent, nous empêchant de bouger sans contrainte et de respirer librement et profondément. Patañjali montre que cette « sensation d'étroitesse » s'explique par le fait que le mental a développé une vision « en tunnel », qu'il s'est retranché derrière des *a priori* et, surtout, qu'il est agité et perturbé.

## Le yoga, voie de l'éveil spirituel

Si le yoga est aujourd'hui toujours associé à des exercices physiques, on trouve peu de références à cet aspect de la pratique chez Patañjali. Le sage indien s'intéresse en détail à la façon dont nous pouvons laisser notre mental évoluer dans un lieu calme et agréable, dans lequel on trouve la paix. Patañjali explique ce que nous pouvons faire pour que les différentes fonctions de notre mental que sont l'intuition, le discernement, la raison, la volonté, la compassion et la bonté puissent nous aider à cheminer vers la santé et l'équilibre intérieur.

### L'observateur intérieur

Le principal « outil » mis en œuvre dans ce processus est l'observateur (ou témoin) intérieur. Ce terme désigne la partie de notre mental qui est en mesure de prendre un peu de distance par rapport à ce que nous pensons, ressentons et faisons (et ce, même lorsque nous rêvons) et qui, de ce fait, nous donne l'impression d'une certaine façon de nous observer tandis que nous sommes en train de rêver, penser, agir ou ressentir. Ce témoin intérieur ne juge pas, ne critique pas, il se contente d'observer attentivement. La distance que nous apporte cette « conscience-témoin » nous aide à comprendre que nous ne *sommes* pas la pensée que nous sommes en train de formuler ou le sentiment que nous sommes en train de ressentir. Elle nous empêche de nous laisser émouvoir par un sentiment, qui de ce fait ne pourra plus (plus autant) nous couper bras et jambes. Elle nous aide en outre à savoir que faire pour atténuer et apaiser notre réaction.

**En observant avec une certaine distance ce qui nous fait du bien et ce qui nous fait souffrir, nous pouvons apprendre à gérer notre corps, notre mental et nos émotions de façon plus prudente et plus positive.**

### Cette « conscience-témoin » est source de détente

Nous pouvons mettre un terme aux combats auxquels se livrent nos pensées et nos sentiments agités en développant notre calme intérieur, qui apparaît progressivement si nous faisons l'effort d'être régulièrement en contact avec notre « observateur intérieur ». Nous apprenons ainsi à identifier clairement ce qui fait habituellement « bondir » notre mental, et comprenons qu'aucun de nos sentiments et pensées n'est immuable, que tous sont soumis au changement. Ils surgissent dans notre

**Le Rücken-Braining® est étroitement lié au yoga. Cette méthode, qui repose sur les apports de la psychologie de la motivation et de la recherche sur le cerveau, apporte rapidement une aide très efficace pour lutter contre le mal de dos aux personnes en quête d'un travail sur le mental bien structuré.**

mental, y restent un court moment, puis disparaissent. S'ils s'incrustent, c'est donc que quelque chose en nous les retient et les nourrit régulièrement.

## Une variante moderne : le Rücken-Braining®

Jusqu'à ces dernières années, la Rückenschule, l'école allemande du dos, se focalisait essentiellement sur les mouvements, postures et habitudes néfastes pour le dos. On apprenait à ainsi bien se tenir et à s'asseoir, marcher, passer l'aspirateur, soulever du poids et se pencher correctement. Cet enseignement, qui était certes fort utile, ne tenait cependant pas suffisamment compte des schémas mentaux dont s'imprègnent souvent les individus qui souffrent du dos et qui, en règle générale, ne leur permettent pas de se débarrasser du problème une fois pour toutes.

### Travailler le mental pour lutter contre le mal de dos chronique

À force de constater que ces schémas mentaux sabotaient régulièrement le fruit des pratiques de l'école du dos, on a cherché à compléter cet enseignement physique par un travail sur le mental. C'est ainsi qu'est apparu le Rücken-Braining® (de l'allemand *Rücken* = dos et de l'anglais *brain* = cerveau), technique permettant de lutter contre le mal de dos chronique en faisant des exercices cérébraux. Ce nouveau concept thérapeutique propose un grand nombre d'exercices ayant déjà fait leurs preuves dans les domaines de la psychologie de la personnalité et de la motivation, et inclut les apports les plus récents de la recherche sur la douleur, à savoir :

- La seule façon de traiter durablement la douleur consiste à mettre en place une thérapie holistique.
- Notre système nerveux a tendance à développer une mémoire de la douleur (en particulier dans le cas du mal de dos), qui, au fil du temps, réagit à des stimulations physiques et mentales de plus en plus minimes par des crises douloureuses (pour en savoir plus, reportez-vous page 24). C'est cette mémoire de la douleur qu'il s'agit d'enrayer ou de remplacer par un autre message en « surimpression ».

Pour vous familiariser avec cette nouvelle approche thérapeutique, lisez l'interview de Wolfgang Scheiber, le père du Rücken-

## Interview : le Rücken-Braining®

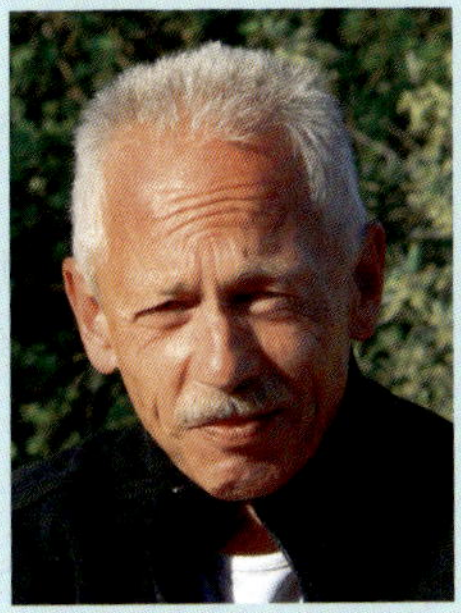

**Wolfgang Scheibert a fait des études de sport et de psychopédagogie. Depuis 1982, il dirige son propre centre de soins. Son travail est basé sur la gestion du stress, des conflits et de la santé. La technique qu'il a mise au point, le Rücken-Braining®, allie la thérapie comportementale à des éléments de la Rückenschule, l'école allemande du dos. C'est l'une des méthodes les plus efficaces contre le mal de dos chronique.**

**Comment avez-vous compris que, dans le cas du mal de dos chronique, les exercices physiques ne suffisaient pas ?**

Wolfgang Scheibert : J'ai commencé à y réfléchir il y a 25 ans déjà. J'avais alors fait une expérience intéressante : quelques patients souffrant de douleurs dorsales chroniques en étaient pratiquement débarrassés après seulement quelques journées passées au centre, alors que la plupart subissaient, au contraire, une nouvelle crise douloureuse à la suite de l'examen d'admission. Dans les deux cas, le programme de soins ne pouvait être tenu pour responsable. En effet, même avec les exercices les plus efficaces, quelques jours ne suffisent pas pour développer un puissant corset musculaire. Quant aux membres du second groupe, ils n'avaient pas encore commencé la thérapie lorsque l'épisode douloureux se produisait. J'ai alors entrepris d'examiner à la loupe les facteurs secondaires et compris que c'était sur ces aspects que le traitement devait essentiellement porter. Puis, à la fin des années 1990, la recherche sur le cerveau a mis en évidence des interactions précises, de sorte que le traitement de la douleur tient aujourd'hui systématiquement compte des facteurs psychologiques.

**La douleur chronique résulte principalement de facteurs psychiques.**

**Comment évaluez-vous l'influence du mental sur le mal de dos chronique ?**

Dans le cas d'un mal de dos chronique, non spécifique, le mental joue un rôle déterminant. C'est valable pour toutes les phases de la douleur, depuis l'apparition jusqu'à la guérison. Un grand nombre de thérapeutes spécialisés dans le traitement de la douleur

Notre mémoire de la douleur enregistre tous les stimuli douloureux. Plus les douleurs sont fréquentes, plus le souvenir s'intensifie, au point qu'au bout d'un certain temps, la simple évocation de quelque chose qui pourrait solliciter notre dos déclenche de nouvelles douleurs.

sont aujourd'hui convaincus que les facteurs psychiques interviennent en première ligne dans le développement éventuel d'une mémoire de la douleur. C'est en effet la seule façon d'expliquer que bien des individus présentent plusieurs hernies discales sans le savoir et sans même ressentir la moindre douleur. L'intensité de la douleur ressentie est, elle aussi, très étroitement liée à la disposition psychique de l'individu. S'il est constamment stressé, s'il porte tous les malheurs du monde sur son dos, il va résister et contracter ce dernier en permanence. Il en va de même pour les chances de rétablissement, car la capacité d'autoguérison de l'organisme ne se déploie que si la personne a une attitude positive face à la vie. Tout ceci a été scientifiquement prouvé depuis par de nombreuses études.

**Selon votre expérience, y a-t-il un profil, un type de personnalité qui favorise l'apparition de problèmes de dos ?**

Il existe au moins des traits de caractère qui favorisent le mal de dos, le pessimisme en particulier. La neurobiologiste américaine Candace B. Pert fut parmi les premières à prouver que les pensées négatives pouvaient réellement rendre un individu malade, notamment en provoquant une très forte chute du nombre de lymphocytes T de son système immunitaire. De même, les « éternelles victimes » sont prédestinées aux douleurs chroniques. Malheureusement, ces liens sont méconnus, si bien que les intéressés ont peu de chance de rompre le cercle infernal.

**Comment apparaît la mémoire de la douleur ?**

Une douleur peut s'imprimer si fortement dans le cerveau que se forme alors ce qu'on appelle un « chemin neuronal », un peu comme la trace laissée par le passage répété des animaux dans un pré. Ce chemin apparaît lorsque les neurones – c'est-à-dire les cellules nerveuses – se lient fermement les uns aux autres. Pour donner un exemple connu de mémoire de la douleur, citons la douleur « fantôme » que ressent un patient dont un membre a été amputé des années auparavant. Un tel chemin neuronal peut se mettre en place à l'issue d'un seul épisode douloureux exceptionnellement violent, par exemple dans le cas d'une hernie discale. Toutefois, des douleurs plus modérées peuvent également conduire à terme à l'apparition de ce phénomène si elles reviennent régulièrement. Une fois cette mémoire forgée, la douleur perd sa fonction habituelle d'avertisseur.

**Et le patient se met alors à souffrir de douleurs chroniques ?**

Une fois que la mémoire d'une douleur est apparue, les cellules nerveuses concernées sont hypersensibles, de sorte que des sollicitations physiques, même relativement insignifiantes, les réveillent et peuvent faire vraiment souffrir la personne. La douleur devient alors une compagne permanente, elle se fait chronique et s'intensifie avec le temps.

Ceci peut être encore aggravé par la pensée qu'une activité risque de solliciter le dos de façon excessive. Ces pensées stimulent la région du cerveau responsable de la crainte et de la peur. Cette zone est également le siège de la douleur, qui se trouve donc activé par la même occasion. C'est ainsi que la simple évocation d'une éventuelle douleur préexistante peut déclencher des douleurs bien réelles. Or, ces douleurs sont ressenties exactement de la même façon qu'elles soient provoquées par un effort réellement trop violent ou « seulement » par une sollicitation mineure, voire la crainte de réveiller une douleur.

Braining®. Vous trouverez en outre dans partie « Pratiquer avec le livre et le DVD » (à partir de la page 30) des exercices pour le mental, pratiqués depuis plusieurs siècles déjà dans le cadre du yoga, et que l'on retrouve maintenant dans le Rücken-Braining® sous une forme adaptée aux hommes d'aujourd'hui.

## Neutraliser la mémoire de la douleur

La démarche essentielle pour briser ce cercle infernal consiste à éviter consciemment tout ce qui pourrait activer les cellules de la douleur. Il s'agit là bien moins de sollicitations physiques précises que des pensées et schémas mentaux qui y sont associés. Pour les individus qui souffrent d'un mal de dos chronique, le simple mot « dos » est généralement si négatif, que toute évocation de cette partie du corps est susceptible de déclencher un épisode douloureux.

Notre cerveau réagit avec une sensibilité extrême aux mots que nous choisissons, car il associe automatiquement (c'est-à-dire inconsciemment) chaque terme à des expériences passées. Il est donc indispensable de prendre conscience de la façon

**Grâce à cet « observateur interne », nous constatons à quel point nos pensées tournent autour de notre dos et lesquels de nos propos déclenchent à proprement parler des douleurs.**

**En apprenant à associer à nouveau votre dos à des images et des sensations agréables, vous faciliterez grandement la guérison de vos problèmes de dos.**

dont nous exprimons notre état. Il est en effet très différent de se dire « Mon Dieu, j'ai encore mal au dos ! Une fois de plus, je ne vais pas pouvoir faire ce que j'avais prévu ! » plutôt que « Tiens, je sens mon dos. Sans doute veut-il me faire comprendre qu'il aimerait bien être un peu étiré et que je devrais faire mes exercices ! ».

Neutraliser la mémoire de la douleur consiste donc à identifier toutes nos pensées négatives, puis à les éviter. Il s'agit d'élaborer de nouvelles « règles lexicales » adaptées à notre histoire, qui nous permettent de prendre les choses en main et d'abandonner enfin notre rôle de souffre-douleur. C'est seulement ainsi que notre cerveau apprendra à associer le mot « dos » à des pensées positives.

Pour y parvenir, le Rücken-Braining® a recours aux méthodes de la péda-psychologie moderne. Il s'agit par exemple de chercher des mots-clés évoquant des sensations et des sentiments positifs et de les associer consciemment au concept de « dos ». Pour que nous les ayons tout le temps à l'esprit, ces formules sont affichées en plusieurs endroits de notre habitation et de notre lieu de travail. Notre cerveau peut ainsi s'imprégner plus facilement de ces associations lexicales chargées positivement. De nouveaux chemins neuronaux commencent alors à se former, se superposant peu à peu aux anciennes associations d'idées.

## Constituez-vous un dos fort et résistant !

De la même façon que notre cerveau a longtemps entretenu les pensées qui nourrissaient notre mémoire de la douleur, il peut apprendre à développer des schémas qui favorisent la bonne santé et le renforcement de notre corps.

Les recherches récentes sur le cerveau nous ont appris que ces « images intérieures » sont suffisamment puissantes pour recréer la réalité.

Ainsi, si je me répète régulièrement que, par le biais de la thérapie, mon dos va devenir de plus en plus musclé, souple et résistant, mon cerveau, puis mon esprit, vont se réjouir de cette perspective agréable et s'en convaincre. Au bout de quelques semaines, je ne pourrai sans doute plus m'identifier à l'individu souffreteux, limité et, la plupart du temps, abattu que j'étais auparavant. Ce qui ouvre vraiment de nouveaux horizons…

# Une alimentation équilibrée peut, elle aussi, soulager le dos

**La science a aujourd'hui prouvé ce que la médecine populaire savait déjà : ce que nous mangeons et notre propre conception de l'alimentation ne sont pas sans incidence sur l'état de tension de notre dos et les douleurs que cela provoque.**

## Je suis ce que je mange

Comme nos tissus sont constitués des matériaux que nous fournissons à notre organisme via notre nourriture, la nature des piliers de notre alimentation est bien évidemment d'une importance capitale. Il est, de ce fait, essentiel que nos aliments soient non seulement de toute première fraîcheur et les plus naturels possible, mais également adaptés à notre constitution et à notre mode de vie.

### Savoir ce qui est bon pour moi

Ainsi, de la même façon que nous apprenons par la pratique du yoga ou du Rücken-Braining® à identifier les mouvements et les attitudes (tant physiques que mentales) qui font du bien à notre corps et ceux qui lui sont néfastes, le premier pas vers une bonne alimentation consiste à observer la façon dont notre organisme réagit à l'ingestion de tel ou tel produit. Pour cela, nous pouvons nous inspirer des grandes lignes de la diététique classique, mais, attention, pas systématiquement, car ce qui est bon pour les uns (beaucoup de crudités par exemple) peut s'avérer mauvais pour d'autres. Comme l'explique Claudia Turske, nutritionniste et professeur de yoga, « il ne faut pas croire que les crudités ou le régime végétalien soient forcément la panacée contre les tensions musculaires. La plupart des gens ne supporteraient pas ce régime strict pendant plus de trois à quatre semaines. Une alimentation équilibrée, à base de produits locaux riches en vitamines, c'est-à-dire incluant également des pommes de terre, des légumes de la région et des herbes aromatiques comme le persil, me semble bien plus adaptée ».

Il peut être utile de connaître notre typologie pour savoir ce qui fait du bien à notre organisme. Par exemple, un individu très actif, toujours en mouvement, a besoin (et supporte !) des aliments et des modes de préparation différents de ceux qui conviennent à une personne plus

**En mangeant, l'esprit détendu, une bonne nourriture saine, nous aidons notre organisme à désacidifier nos muscles, à éliminer les toxines et par là même à faire disparaître crampes et tensions.**

L'ayurvéda, médecine indienne séculaire, a identifié un grand nombre d'aliments et d'herbes qui stimulent l'irrigation des muscles et améliorent la structure tissulaire de nos muscles et de nos os.

indolente, plus contemplative. L'ayurvéda, la médecine indienne traditionnelle étroitement liée au yoga, propose d'ailleurs des conseils en matière de nutrition en fonction des types d'individu qu'elle identifie (voir références bibliographiques page 78).

Effectuez enfin vos observations avec la plus grande ouverture d'esprit possible et soyez très attentif aux réactions de votre corps à l'issue d'un repas. Écoutez bien la « voix de votre ventre », car votre système digestif sait mieux que toute théorie nutritionnelle ce qui vous fait du bien et ce qui ne vous réussit pas.

## Intestins et dos sont intimement liés

Longs de plusieurs mètres, l'intestin grêle et le côlon doivent être fixés à la paroi abdominale afin de ne pas s'entortiller lorsqu'ils effectuent leurs mouvements péristaltiques. Or, une partie de ces « suspensions » se trouve sur la face intérieure des muscles dorsaux profonds. C'est pourquoi le dos ressent immédiatement les problèmes intestinaux, qu'il s'agisse d'une insuffisance de motilité intestinale ou d'une stagnation du bol alimentaire, et plus encore si nous sommes perturbés sur le plan mental ou psychologique. Un grand nombre d'individus constamment stressés a, en effet, en permanence des intestins durs et contractés, qui tirent fort sur le dos et bloquent le mouvement ondulatoire du souffle qui masse habituellement la paroi abdominale au rythme de la respiration. Comme le rappelle Claudia Turske, « le mal de dos chronique va souvent de pair avec des problèmes digestifs. C'est pourquoi il est si important de faire de l'exercice et de manger des fibres, c'est-à-dire des fruits, frais ou secs, et des légumes. Sinon, la digestion et le métabolisme consomment l'essentiel de l'énergie de notre organisme. Si cela se produit en outre en période de stress, l'appareil musculaire se contracte, en particulier dans la région du dos. Manger en étant détendu contribue de ce fait aussi à décontracter les muscles .»

Si vous souffrez du dos, choisissez une nourriture légère, adaptée, facile à digérer, qui ne vous pèse pas. Apprenez à détendre votre abdomen en veillant à bien le relâcher et à respirer profondément pendant tous les exercices de yoga.

## Surpoids et problèmes de dos

Pas de panique, un kilo ou deux en trop ne vont pas provoquer un mal de dos chronique, mais ce qui, en revanche, pose problème, c'est le véritable surpoids. Claudia Turske est formelle : « Impossible de ne pas avoir de problème de dos lorsqu'on est en surcharge pondérale. C'est pourquoi manger modérément et faire de l'exercice constitue non seulement la meilleure prophylaxie, mais aussi le remède le plus efficace contre le mal de dos. Je dis bien "manger modérément", et non "faire un régime". Manger modérément implique également ici de faire attention à ce que l'on mange. »

Comme on le devine aisément, le problème n'est pas tant d'avoir les fesses ou les cuisses rebondies, mais plutôt d'avoir du ventre ou des bourrelets au niveau du buste, qui appuient et tirent sur le dos. Lorsqu'il se situe au niveau du haut du dos, de la ceinture scapulaire et des bras, le surpoids a tendance à vraiment tasser l'individu et à lui donner un dos rond, avec une pression telle qu'il ne peut pratiquement plus se redresser (ce qui a souvent pour effet de plomber aussi son moral). Avoir du ventre est encore pire pour le dos, car ce poids important est en quelque sorte accroché à la colonne vertébrale, qu'il tire en avant tout en accentuant la cambrure au niveau des lombaires.

Vous avez cependant toute latitude pour réduire votre surpoids et vous constituer un corset musculaire : vous êtes donc en mesure, à moyen ou à long terme, de soulager, voire de supprimer, les causes de ce type de problèmes de dos. Alors, à vous de jouer ! (Pour savoir comment vous y prendre pour modifier judicieusement votre alimentation, reportez-vous pages 72 et suivantes.)

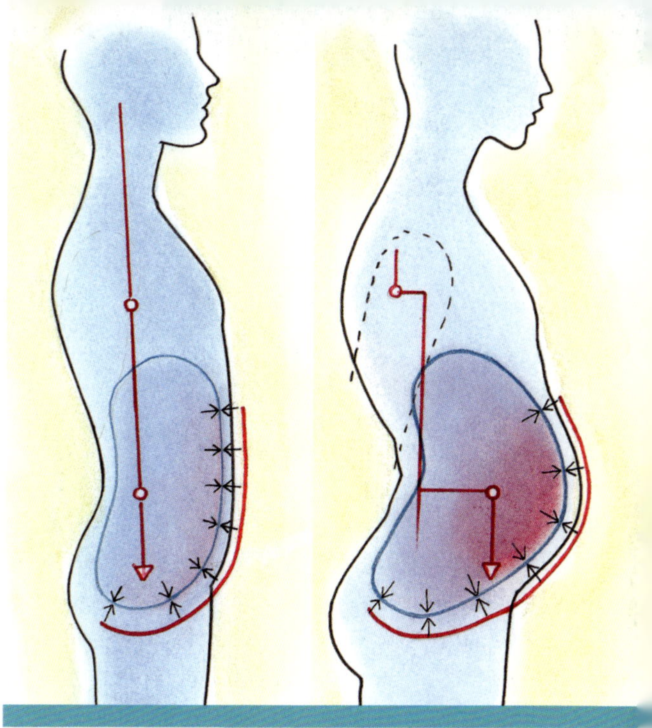

**Un gros ventre accentue la cambrure au niveau des lombaires. Si votre paroi abdominale n'est pas assez résistante, elle se détend en outre sous la pression des organes internes, qui tirent les muscles dorsaux vers l'avant, ce qui tasse encore davantage la colonne vertébrale.**

# Pratiquer avec le livre et le DVD

**Tout le monde peut pratiquer le yoga, il suffit simplement de suivre quelques conseils.**

## Conseils pour la pratique

Les exercices que propose ce livre sont présentés de façon si détaillée que tout le monde peut les faire sans connaissance préalable ni autre prérequis. Ni l'âge, ni la souplesse, ni les maux habituels qui affligent l'homme moderne (léger mal de dos, mal de tête, stress, arthrose – c'est-à-dire une usure normale des articulations) ne constituent de contre-indications. Pour certaines maladies, en revanche, il est conseillé de demander au préalable l'avis de votre médecin.

Mieux vaut pratiquer 15 à 20 minutes chaque jour plutôt qu'une heure une fois par semaine, car la pratique quotidienne entretient les effets du travail postural et les renforce progressivement.

### Dans quels cas faut-il faire preuve de prudence ?

Pratiquez très en douceur si vous vous relevez d'une longue maladie (à l'issue d'une mauvaise grippe par exemple), si vous vous sentez épuisé ou si vous avez des problèmes circulatoires (en particulier si vous souffrez d'hypertension), ou encore lors d'un épisode douloureux (cherchez absolument à savoir ce qui a provoqué les douleurs), d'une forte crise d'arthrose au niveau de la colonne vertébrale ou des articulations, d'une crise d'asthme, pendant les règles et enfin pendant la grossesse.

### Dans quels cas la pratique du yoga est-elle déconseillée ?

Si vous souffrez d'une infection ou d'une inflammation aiguë, si vous ressentez des douleurs aiguës ou si vous avez un problème de dos aigu (dans les premiers jours qui suivent une hernie discale par exemple).

### Quel est le meilleur moment pour pratiquer ?

Tout moment de la journée où vous pouvez être tranquille pendant 15 à 20 minutes.

- Pourquoi pas le matin avant le petit-déjeuner, pour bien commencer la journée ? Les yogis ont depuis toujours privilégié le début de matinée, car c'est généralement le seul moment de la journée où l'on est certain de ne pas être dérangé. Certes, nous sommes encore un peu raides, mais tout à fait à jeun, de sorte que rien ne surcharge notre organisme.
- Peut-être que le seul moment dont

vous disposez est votre pause déjeuner. Dans ce cas, pratiquez le midi et effectuez par exemple les exercices de relaxation à la place de votre petite sieste.

- Quant à la pratique du soir, elle permet de bien clôturer la journée et donne à votre soirée une autre qualité. Assurez-vous simplement que votre entourage sache et accepte que vous preniez à ce moment-là un temps pour vous, dans le but de vous ressourcer.
- Dans tous les cas, avant de pratiquer, décrochez le téléphone fixe, éteignez votre portable et isolez-vous. Veillez à ce qu'au moins 3 heures se soient écoulées depuis votre dernier repas et évitez de boire beaucoup juste avant la pratique.

### Privilégiez la pratique quotidienne

Si toute séance de yoga est sûre de vous faire du bien, sachez néanmoins que pour améliorer vraiment votre état, la régularité s'impose. La pratique quotidienne des mêmes mouvements et postures a un effet d'entraînement vraiment palpable, qui se fait sentir au bout de quelques mois à peine. « Quelques mois » peuvent vous sembler longs, mais pensez au nombre d'années de traitement inadapté que votre corps a enduré avant que vous ne ressentiez les douleurs (raideurs dans la nuque par exemple) dont vous avez aujourd'hui entrepris de vous débarrasser par la pratique du yoga. Les mouvements et postures du yoga ont été testés et constamment améliorées depuis si longtemps que le résultat est garanti ! Si vous prenez l'initiative d'une pratique quotidienne et si quelque chose vient systématiquement vous en empêcher, ne vous découragez pas, n'hésitez pas à reprendre votre entraînement le lendemain. Ne pensez pas à l'échec de la veille, regardez l'avenir et considérez la nouvelle journée qui s'offre à vous.

## Un stage pour prendre soin de son dos

Si vous souffrez constamment du dos ou si vous avez mal aux épaules, au dos ou à la nuque à la moindre sollicitation, je vous recommande de suivre un stage de quelques semaines ou des cours au sein d'une « école du dos ». Il en existe plusieurs en France et en Europe, n'hésitez pas à prendre conseil auprès de votre kinésithérapeute. Vous pouvez aussi vous renseignez sur les cours de yoga particulièrement centrés sur les problèmes de dos. Enfin, vous pouvez essayer de trouver un stage de Rücken-Braining®, mais sachez que cette nouvelle approche s'est surtout développée chez nos voisins allemands.

Veillez à respecter scrupuleusement les instructions données pour les exercices, mais en les adaptant éventuellement légèrement pour respecter les limites et exigences de votre corps. Prenez exemple sur les pratiquants qui servent de modèles au DVD, qui proposent parfois plusieurs variantes pour un même exercice.

### De quoi ai-je besoin pour pratiquer ?

- Une tenue confortable : un caleçon de gymnastique ou un pantalon souple (jogging), un T-shirt ou un sweat-shirt selon la température ambiante, et éventuellement des chaussettes. Veillez à ce que vos vêtements ne vous serrent pas (le soutien-gorge notamment).
- Selon les exercices, il vous faut un tapis antidérapant ou un support souple. L'idéal est donc d'acheter un fin tapis de gymnastique antidérapant que vous compléterez par une couverture pliée en deux ou en quatre, ou encore un véritable tapis de yoga (voir adresses utiles page 78).
- Pour les exercices effectués en position assise (sur le sol), il est agréable d'utiliser un coussin de méditation ou un petit banc. Si vous avez des problèmes de genou ou de circulation dans les jambes (des varices par exemple), optez plutôt pour un petit banc. Si vous prenez un coussin, ne le choisissez ni trop haut ni trop ferme.

L'ensemble de cet équipement vous coûtera une centaine d'euros et vous garantira des années de pratique heureuse.

## Comment tirer le meilleur parti du livre et du DVD

### Avant de commencer

Lisez une fois ce livre tranquillement.

- Familiarisez-vous tout d'abord avec les précautions à prendre avant de faire les postures et les enchaînements proposés. Si quelque chose vous concerne, soyez particulièrement vigilant pendant la pratique. Commencez plutôt en douceur, en faisant les exercices moins longtemps et de façon moins intensive, afin de vous faire du bien et surtout pas de mal !
- Lisez également attentivement la description des effets des différents exercices, et essayez de vous en souvenir pendant la pratique (par exemple, dites-vous mentalement : « maintenant je renforce mon dos »). Le fait de se souvenir de l'action positive recherchée et de la formuler consciemment en renforce inconsciemment l'effet.
- Regardez ensuite le DVD et suivez les instructions données.

### Faites-vous un programme sur mesure

- Lorsque vous avez plus de temps (en

vacances ou en week-end par exemple), pourquoi ne pas vous lancer dans le « programme complet », qui dure 1 heure ? Vous trouverez pages 64-65 la liste des 24 exercices qu'il comporte, ainsi que des informations sur leurs effets respectifs.

- Si vous disposez de moins de temps, choisissez plutôt un des programmes courts, qui durent 10 à 20 minutes (voir à partir de la page 66). Faciles à glisser dans votre emploi du temps journalier, ils vous apporteront un tel bien-être qu'ils feront rapidement partie de votre quotidien. Rassurez-vous, vous pourrez vite vous passer du DVD.

## De temps en temps, assistez au cours d'un professeur

Manuels et DVD sont formidables pour pratiquer, car grâce à eux nous ne dépendons pas d'un horaire imposé, nous sommes dispensés des trajets et économisons le prix des cours. Je vous conseille toutefois d'assister de temps en temps au cours d'un professeur qualifié, que ce soit en cours collectif ou, mieux encore, en cours particulier. En effet, si vous travaillez toujours seul, personne ne vous fera de commentaire sur votre pratique, personne ne vous corrigera ni ne vous montrera comment optimiser l'exercice pour votre cas particulier. De plus, un enseignant renouvelle sans cesse son cours, il varie les postures et les mouvements, ce qu'un manuel ou un DVD peut difficilement vous proposer. Ces cours auront donc pour effet de stimuler votre pratique individuelle et de vous donner de l'inspiration.

Veillez bien sûr à choisir un professeur qualifié, et n'hésitez pas à lui demander quel a été son parcours. Les formations internationalement reconnues durent au moins quatre ans et apportent de bonnes connaissances en anatomie.

L'affiliation à une fédération comme la FIDHY (Fédération Inter-enseignements de Hatha-Yoga) ou la FNEY (Fédération Nationale des Enseignants de Yoga), qui dépendent de l'Union Européenne de Yoga, est toujours un gage de qualité.

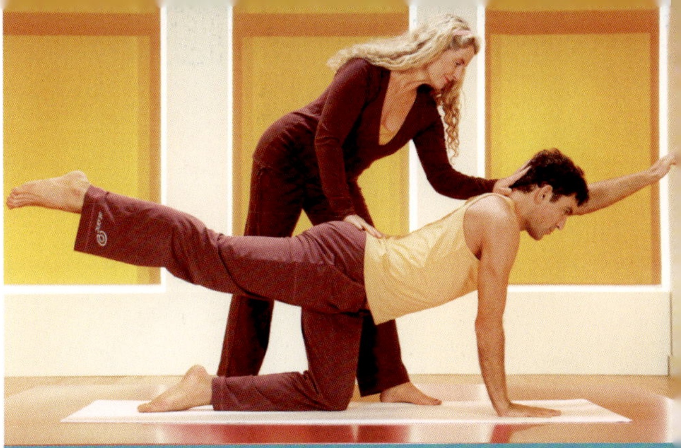

Les corrections et conseils que vous apportera un bon professeur de yoga expérimenté vous aideront à développer et à affiner la conscience que vous avez de votre corps et, par là même, à obtenir de meilleurs résultats.

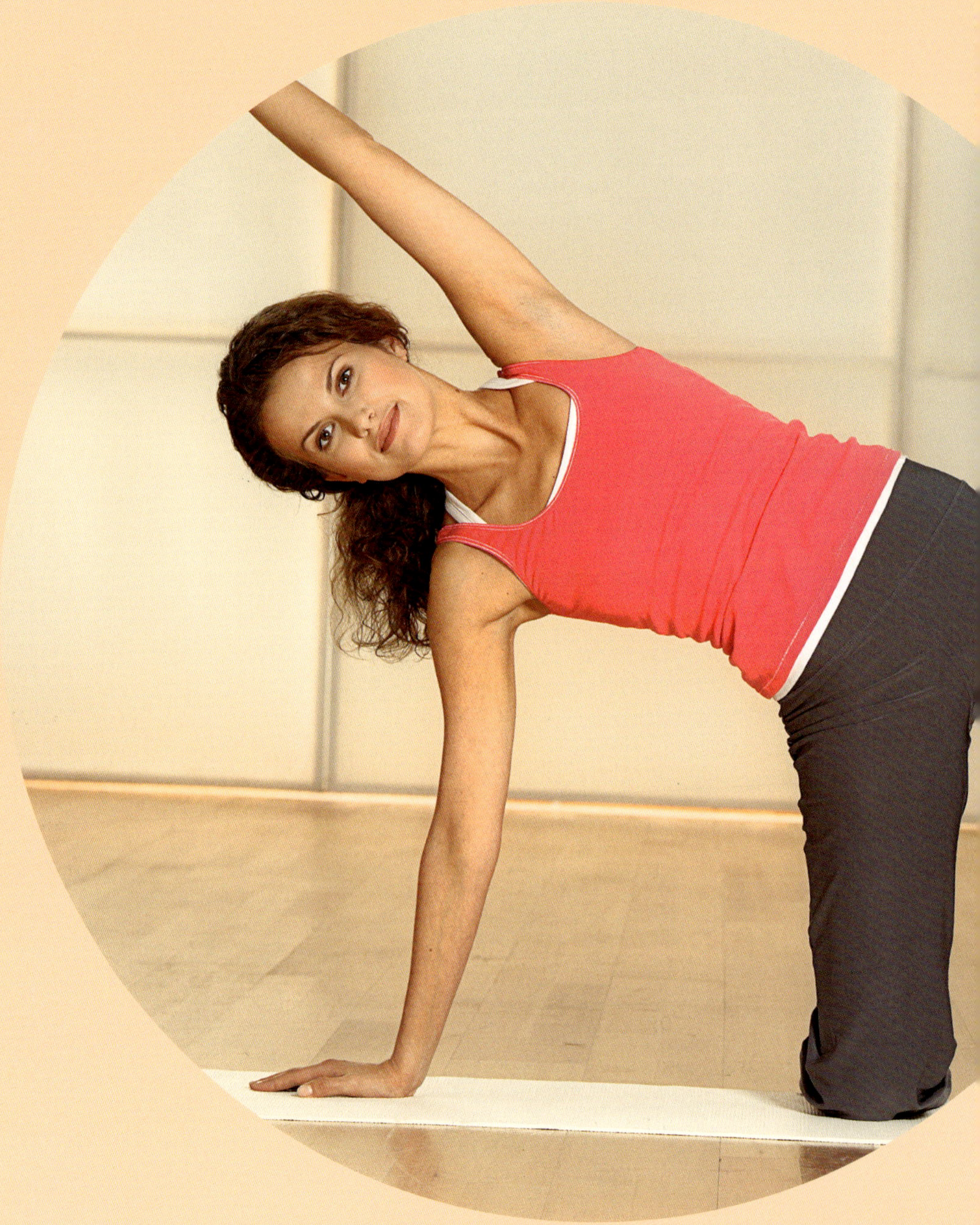

# CE QUI FAIT DU BIEN AU DOS

Si vous voulez renforcer votre dos, vous pouvez maintenant à tout moment choisir un programme d'exercices sur le DVD et l'effectuer. Vous trouverez dans les pages suivantes la présentation des exercices de base et de quelques variantes, ainsi que quelques recommandations et conseils pour la pratique. Les enchaînements qui composent le programme court sont ensuite détaillés, accompagnés d'illustrations, à partir de la page 66. Enfin, ce chapitre accompagnera votre démarche si vous souhaitez renforcer votre dos par le biais d'un travail sur le mental ou d'une alimentation ciblée.

# Exercices de base pour le dos

**Il est apparu au fil du temps que certains exercices de yoga étaient particulièrement efficaces pour renforcer certaines parties du dos, voire l'ensemble de la musculature dorsale. Ils contribuent à l'échauffement des muscles et stimulent la circulation sanguine, ce qui a pour effet de dissiper raideurs et contractions, ainsi que de renforcer le « corset musculaire » qui nous redresse et nous permet de nous tenir droit.**

Exercice 4 sur le DVD

## Mise en route : échauffer et assouplir le dos

Les torsions que je vous propose ici échauffent les muscles dorsaux et contribuent à faire disparaître blocages et adhérences survenus dans les différentes couches de tissus. C'est pourquoi je vous invite à prendre systématiquement le temps (dans la mesure du possible bien évidemment) de faire ces quelques exercices préparatoires.

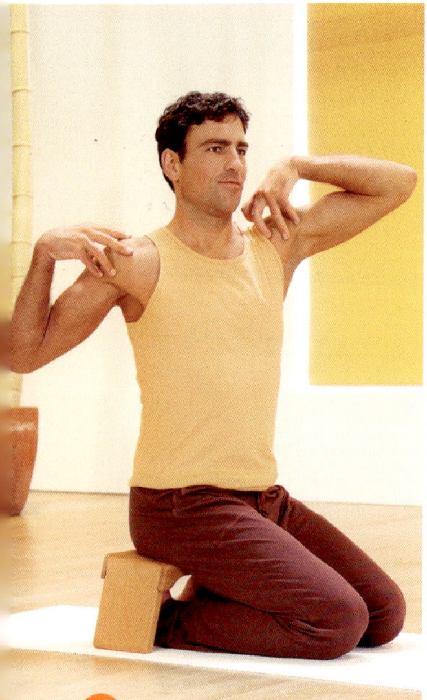

1

### Dos crawlé

- Asseyez-vous confortablement, le dos droit, et posez les mains sur vos épaules.
- Abaissez maintenant le bras gauche vers le corps tout en soulevant le coude droit.
- Décrivez ensuite des cercles d'avant en arrière avec les épaules, en amenant le bras droit loin en arrière, et le gauche loin en avant. Vous effectuez alors un mouvement qui rappelle le dos crawlé. 1
- Continuez ainsi pendant un moment, en veillant à ce que la cage thoracique et la colonne vertébrale accompagnent le mouvement

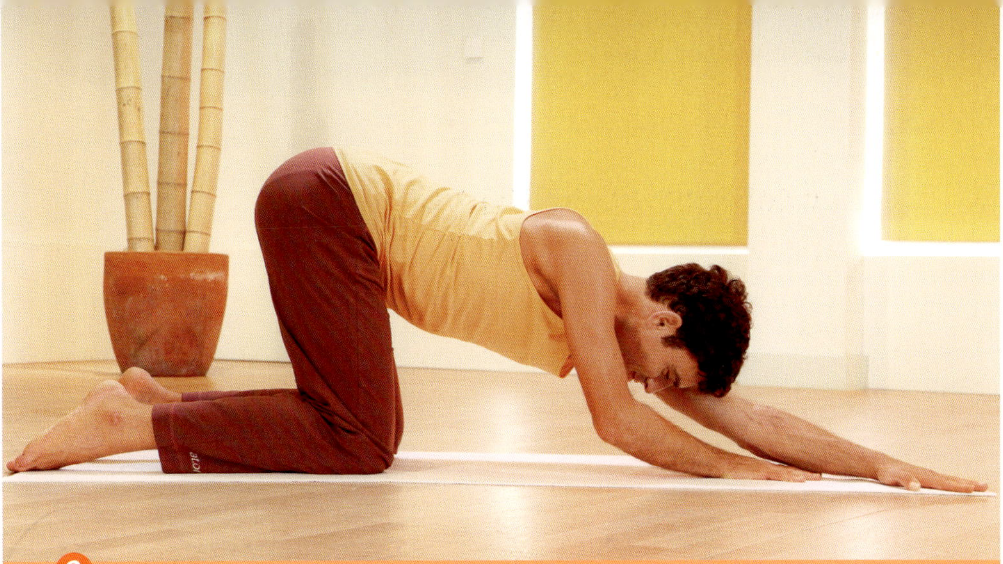

2

des bras de façon à effectuer aussi une torsion du buste.

- Arrêtez lorsque vous vous sentez bien échauffé, et prenez conscience de ce que vous ressentez au niveau de la cage thoracique.

## Étirement en diagonale

- Asseyez-vous sur les talons, puis posez les mains en avant des genoux et commencez à vous étirer.
- Amenez la main gauche loin en avant, en diagonale, au-delà de la droite, puis la main droite loin en avant, au-delà de la gauche. 2
- Étirez-vous bien au niveau des flancs et des aisselles.
- Respirez régulièrement, calmement, et faites tous les bruits qui vous semblent propices à l'étirement.
- Prenez conscience des parties de votre dos qui bougent avec la respiration. Portez plus précisément votre attention sur les zones que vous ne sentez pas aussi nettement, qui sont tendues ou douloureuses, et concentrez-y votre souffle.
- Étirez-vous ainsi pendant plusieurs respirations, en alternant côté droit et côté gauche.

**CONSEIL**

- Glissez éventuellement un coussin de mousse sous vos genoux pendant les exercices à quatre pattes.

Exercice 2 sur le DVD

## Étirement en torsion

Exercice 3 sur le DVD

- Mettez-vous à quatre pattes sur un tapis de yoga souple, puis avancez légèrement les mains, de façon à les avoir à peu près sous les yeux.
- Sur l'inspir, retournez la main gauche dos au sol, en pointant les doigts vers la droite.
- Ensuite, sur l'expir, faites glisser la main gauche sur le sol en contournant le poignet droit de façon à la placer le long de l'auriculaire droit. Abaissez ce faisant l'épaule et l'oreille gauches le plus possible vers le sol. (1) Laissez-vous complètement aller dans cet étirement en torsion.
- Sur l'inspir suivant, prenez fermement appui sur le talon de la main droite pour revenir lentement en position de départ.
- Étirez maintenant l'autre côté : sur l'expir, faites lentement glisser le dos de la main droite autour du poignet gauche.
- Poursuivez cet étirement d'un côté, puis de l'autre, en vous laissant guider par votre respiration, jusqu'à ce que vous commenciez à fatiguer.

### Ce à quoi vous devez veiller

- Pendant cet exercice, maintenez l'avant-bras du bras d'appui bien à la verticale, et n'exagérez pas la torsion du buste, qui doit rester agréable.

1

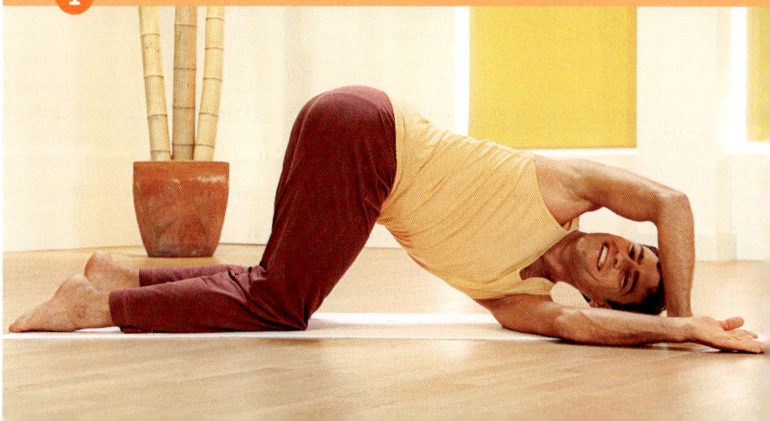

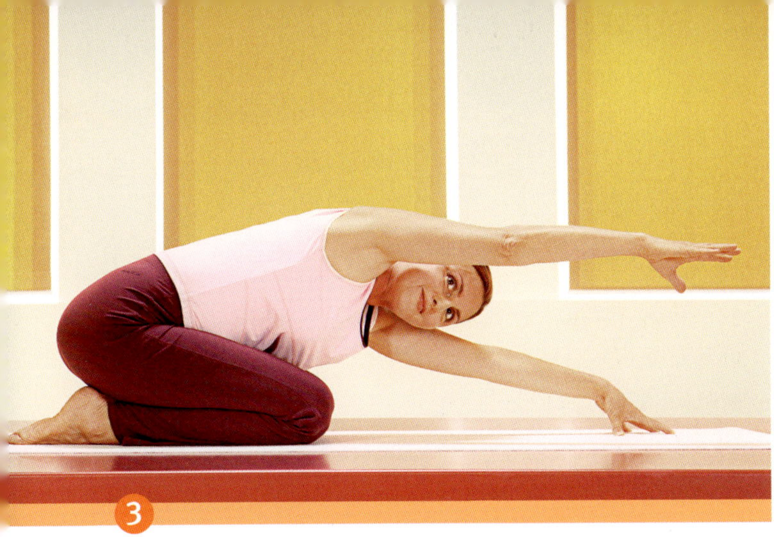

3

## Exercices pour la nuque et le haut du dos

Le haut du dos a essentiellement besoin d'une musculature puissante au niveau des cervicales et de la ceinture scapulaire, et d'une face antérieure bien étirée, au niveau des pectoraux notamment. Je vous invite à faire cette série dans l'ordre, afin de bien préparer cette partie de votre corps aux étirements. Une fois fatigués par les exercices de renforcement, les muscles sont en effet tout à fait disposés à être étirés.

## Soulever le buste en torsion

Exercice 5 sur le DVD

- Asseyez-vous sur les talons, puis penchez-vous en avant en amenant la poitrine sur les cuisses.
- Étirez bien vos deux bras parallèles, et posez seulement la pointe de vos doigts au sol. 2
- Sur l'inspir, soulevez le bras droit et la tête. En exerçant une légère pression de la main gauche sur le sol, il vous sera plus facile de soulever également le buste.
- Pivotez ensuite légèrement la tête vers la droite, jusqu'à ce que vous puissiez regarder de côté sous le bras droit. 3
- Sur l'expir, revenez en position de départ.

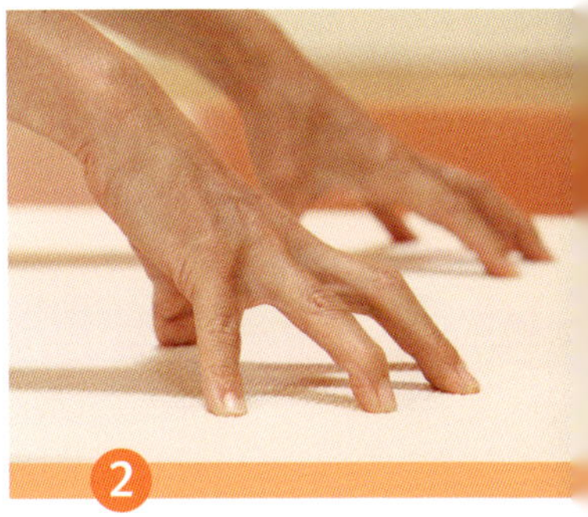

2

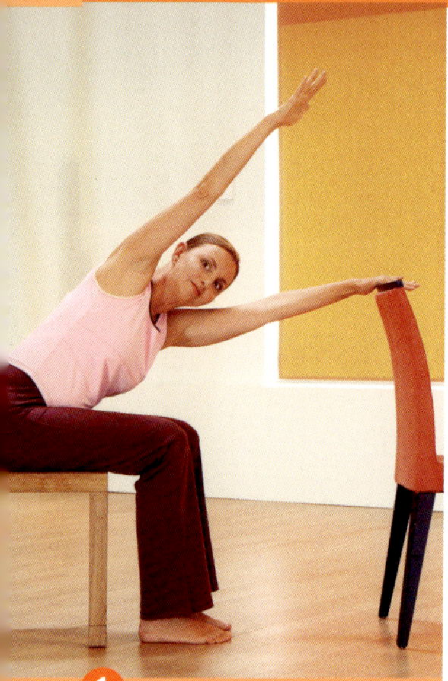
1

➤ Sur l'inspir suivant, soulevez la tête et le bras gauche, puis pivotez la tête et le buste vers la gauche et regardez sous le bras gauche.

➤ Répétez cet exercice plusieurs fois en vous laissant guider par votre respiration.

**Variante avec deux chaises**

➤ Si vous avez du mal à rester assis sur les talons, sachez que vous pouvez aussi faire cet exercice assis sur une chaise. Placez alors une seconde chaise devant vous et utilisez le dossier comme support pour vos mains. ❶

Exercice 8 sur le DVD

## Appui sur les mains genoux fléchis et le chien qui s'étire, en alternance

Cet enchaînement est idéal pour renforcer progressivement les muscles des épaules, en particulier si l'organisme n'est pas encore très à l'aise en position inversée.

➤ Placez-vous à quatre pattes, les doigts écartés, le talon des mains bien ancré dans le sol. Retournez la pointe des orteils et creusez légèrement le dos.

➤ Sur l'inspir, soulevez les genoux de quelques centimètres et écartez fortement les épaules en resserrant les omoplates. ❷

➤ Sur l'expir, poussez les fesses vers le haut et vers l'arrière en tendant les jambes, de façon à venir dans la posture du chien qui s'étire (page 50). Prenez garde de ne pas arrondir le dos. ❸

➤ Sur l'inspir suivant, basculez doucement vers l'avant en trans-

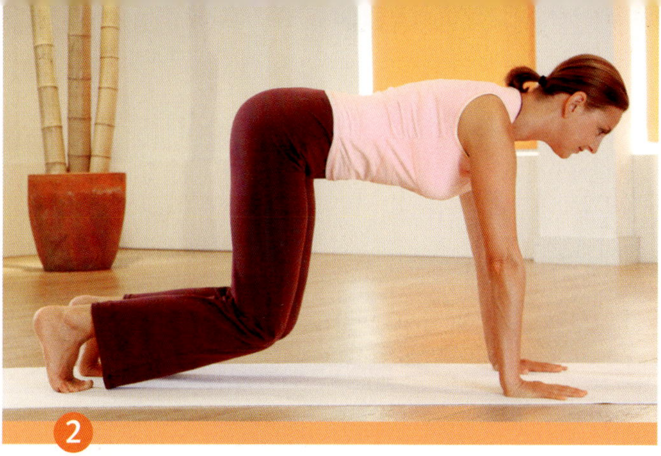

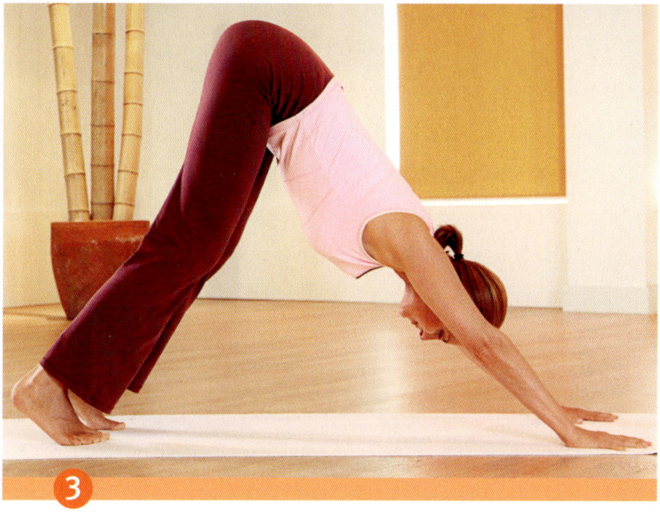

## CE À QUOI VOUS DEVEZ VEILLER

- Dans la posture du chien qui s'étire, veillez surtout à bien étirer votre dos, voire à le creuser légèrement, quitte à ne pas tendre complètement les genoux.

férant le poids du corps sur vos mains, puis fléchissez à nouveau les genoux et revenez en position à quatre pattes, en veillant à garder le dos le plus droit et le plus étiré possible.

- Passez plusieurs fois d'une posture à l'autre, puis restez dans la position du chien qui s'étire pendant plusieurs respirations.
- Asseyez-vous ensuite de la façon que vous souhaitez, le buste à la verticale, puis observez votre dos (vous est-il possible de mieux le redresser maintenant ?) et votre souffle (dans quelle mesure votre respiration est-elle plus profonde ?).

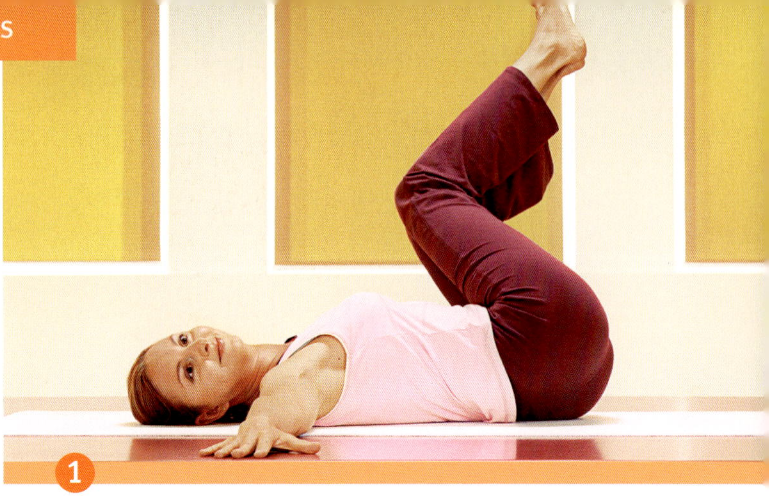

1

## Torsion allongée

Dans cette torsion, vous allez pivoter la tête d'un côté et le bassin de l'autre. En gardant bien la ligne des épaules au sol, vous étirerez vraiment en profondeur vos pectoraux qui s'étaient peu à peu rétractés et raccourcis. Aussi ne tarderez-vous pas à pouvoir mieux abaisser les épaules, tant vers les côtés que vers l'arrière.

Exercice 21 sur le DVD

### CE À QUOI VOUS DEVEZ VEILLER

- Dans cette torsion, veillez à garder la nuque bien détendue, quitte à basculer les jambes moins loin sur le côté.

- Allongez-vous sur le dos et écartez les bras en croix à hauteur des épaules. Repliez ensuite une jambe après l'autre contre la poitrine, en plaquant bien les lombaires au sol.
- Sur l'inspir (ou sur l'expir), basculez les jambes de 30° environ vers la gauche, en gardant bien l'épaule droite plaquée au sol et en tournant légèrement la tête à droite. 1
- Restez un moment ainsi, en rétention, et grandissez-vous, envahissez mentalement la pièce au-delà de votre bras droit.
- Sur l'expir (ou sur l'inspir), revenez en position de départ et serrez les genoux contre la poitrine.
- Sur l'inspir (ou l'expir) suivant, changez de côté : pivotez les jambes fléchies à droite et la tête à gauche.
- Gardez l'épaule gauche bien plaquée au sol et grandissez-vous, envahissez mentalement la pièce au-delà de votre bras gauche.

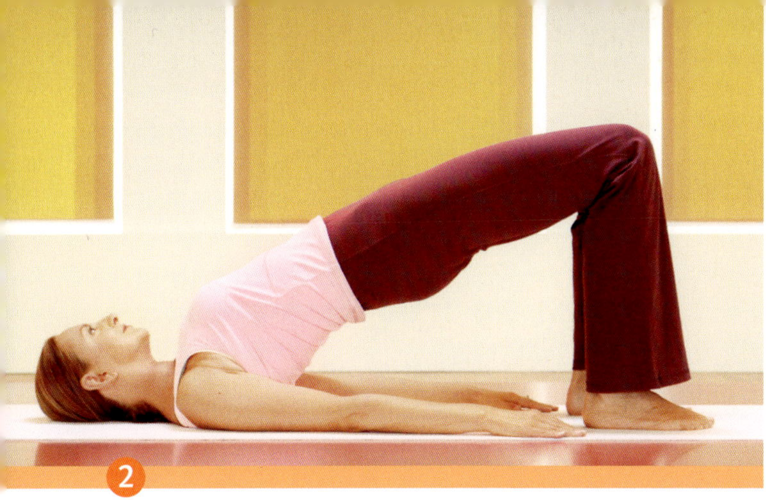

2

- Répétez plusieurs fois l'exercice en changeant de côté à chaque fois, en vous laissant guider par votre respiration.
- Terminez allongé sur le dos, en prenant conscience de votre corps, et observez le haut de votre cage thoracique qui se gonfle et qui s'abaisse.

## Le demi-pont

Cette posture permet d'étirer en douceur les muscles des cervicales. Pensez à respirer profondément, en toute conscience, cela vous aidera à étirer davantage encore les pectoraux.

- Allongez-vous sur le dos, les bras parallèles au corps ou bien en croix à hauteur des épaules.
- Fléchissez les jambes, les pieds écartés de la largeur du bassin et parallèles, la pulpe des gros orteils bien enfoncée dans le tapis.
- Appuyez fortement sur le sol avec le bord extérieur des talons jusqu'à ce que les muscles du plancher pelvien se contractent et que le bassin commence à se soulever.
- Poussez les genoux vers l'avant et vers le haut de façon à ce que le dos se soulève, formant un plan incliné depuis les épaules jusqu'aux genoux. Gardez les jambes parallèles. 2

Exercice 20 sur le DVD

### CE À QUOI VOUS DEVEZ VEILLER

- Si vous appuyez fortement sur le sol avec le bord extérieur des talons, vous sentirez votre plancher pelvien (votre périnée) se contracter. Or, ces trois couches de muscles profonds qui ferment le bassin dans sa partie inférieure servent aussi à le maintenir droit, ce qui soulage le bas du dos.

- Laissez le poids du corps peser lourdement sur la zone des épaules tout en relâchant bien la nuque et les épaules.
- Inspirez calmement et profondément en soulevant le haut de la poitrine vers le menton. Expirez ensuite profondément en abaissant les côtes supérieures et le sternum à la fois vers le bassin et vers l'intérieur du corps.
- Maintenez la posture ainsi pendant plusieurs respirations, et veillez à garder le plancher pelvien bien contracté en continuant à appuyer fortement le bord extérieur des talons sur le sol.
- Pour quitter la posture, soulevez les talons et reposez lentement la colonne au sol, vertèbre après vertèbre. De retour en position allongée, les bras de chaque côté du corps, observez vos épaules, qui peuvent maintenant bien s'étaler et peser sur le sol, ainsi que votre respiration, qui est plus profonde.

### CE À QUOI VOUS DEVEZ VEILLER

- Dans la posture du demi-pont, gardez les cuisses et les genoux écartés de la largeur du bassin. Vos jambes conservent ainsi toute leur puissance et peuvent plus facilement supporter le poids du bassin. C'est encore plus perceptible lorsqu'on fait le demi-pont avec un ballon (voir page 52).

## Détendre la nuque avec un ballon

Essayer cet exercice très efficace pour détendre les muscles des cervicales et améliorer l'irrigation de la tête, c'est l'adopter ! D'autant que le contact avec la balle produit, en outre, un léger massage de la nuque.

- Allongez-vous sur le dos sur un tapis de yoga bien souple, les jambes fléchies.
- Glissez un ballon souple sous votre nuque, puis détendez bien la bouche et la langue, desserrez les mâchoires et relâchez notamment le maxillaire inférieur. Détendez les muscles de votre visage et laissez la tête peser lourdement sur le ballon.

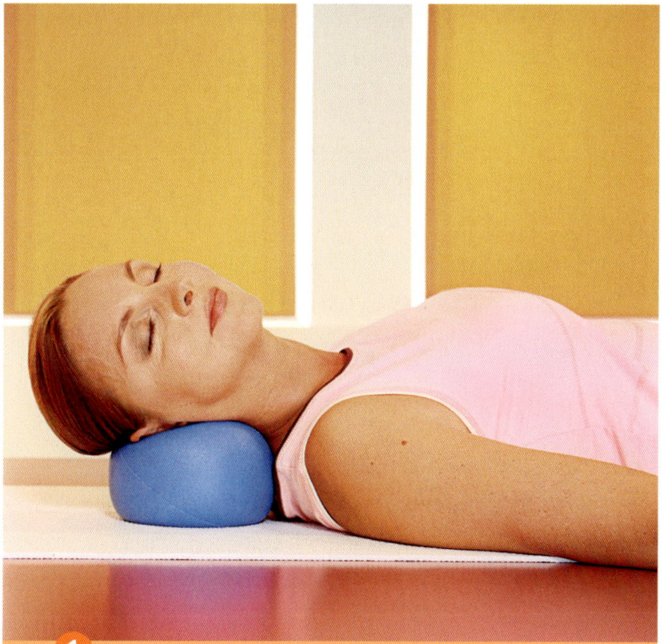

1

> Roulez maintenant la tête très doucement à gauche, puis à droite, en essayant de faire peser la tête encore plus lourdement sur le ballon, et de détendre de plus en plus le visage, la bouche et les mâchoires. 1

> Poursuivez pendant quelques minutes.

> Soulevez très légèrement la tête d'une main et retirez délicatement le ballon de l'autre. Reposez doucement la tête au sol et prenez conscience de ce que vous ressentez maintenant au niveau de la nuque, sentez comme votre tête est détendue et repose lourdement au sol.

> Étirez-vous bien pour réactiver un peu la circulation avant de vous relever.

> Passez enfin en position assise et observez comme votre tête vous paraît un peu plus légère maintenant au sommet de votre colonne vertébrale.

**CONSEIL**

> Pour effectuer ces exercices, il vous faut une balle souple de 20 cm de diamètre environ, que vous gonflerez plus ou moins selon vos besoins. Pour celui-ci en particulier, le ballon ne doit pas être trop gonflé.

## Exercices pour renforcer et assouplir les lombaires

**CONSEIL**

➤ Lorsque vous restez longtemps assis, pensez à changer le plus souvent possible de position. A fortiori, en vous asseyant sur un ballon, vous allez soulager les muscles de votre dos grâce aux incessants petits mouvements nécessaires pour garder l'équilibre et éviter l'engourdissement.

Le bas du dos pâtit essentiellement du fait que, dans la vie quotidienne, il doit être constamment contracté pour nous permettre de nous redresser. Son problème majeur résulte donc à la fois de la constance de cette sollicitation et de cet immobilisme, qui se traduisent par une mauvaise circulation sanguine dans cette partie du corps. De ce fait, les exercices pour les lombaires doivent en priorité échauffer le bas du dos et y faciliter le déroulement des processus du métabolisme qui permettent d'éliminer les toxines et d'oxygéner les tissus. En effet, il faut absolument préparer la musculature (et notamment la « désacidifier ») avant de pouvoir lui proposer des exercices de renforcement. En pratiquant régulièrement, vous améliorerez la résistance et l'élasticité de vos fibres musculaires. La puissance de la musculature ainsi renforcée permettra ensuite à vos lombaires de se relâcher, y compris lorsque vous serez en position debout.

## Le chat qui étire ses pattes

Exercice 7 sur le DVD

Vous pouvez moduler l'intensité de cet exercice en jouant sur la vitesse d'exécution, mais aussi sur la puissance. L'idéal est de faire en préparation l'étirement en torsion présenté page 38.

➤ Mettez-vous à quatre pattes en veillant à avoir suffisamment de place derrière vous pour pouvoir tendre la jambe.

➤ Sur l'inspir, étirez la jambe gauche loin derrière vous, en la soulevant bien, et tendez le bras droit en avant, la tête dans le prolongement du corps. ❶

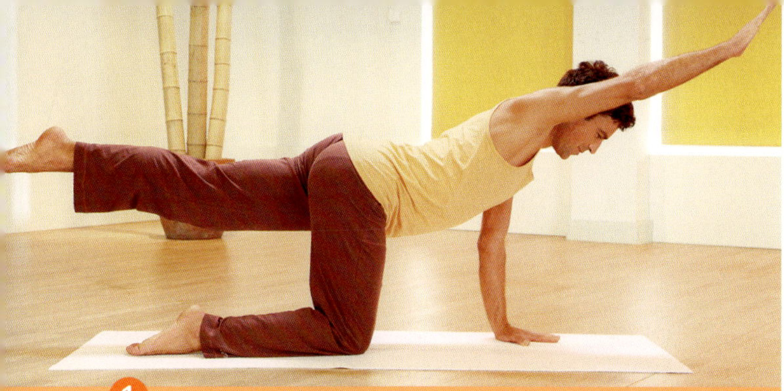

1

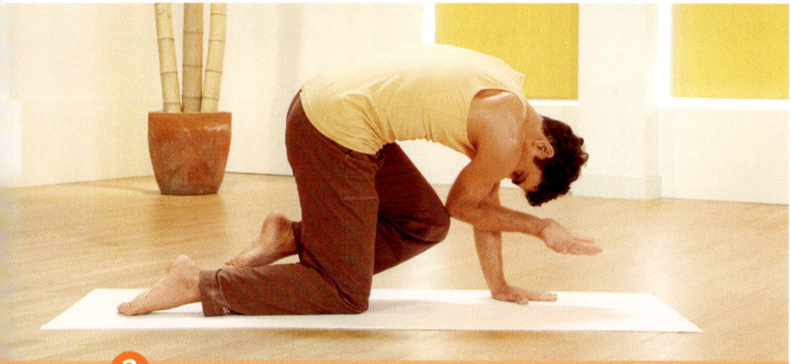

2

## CE À QUOI VOUS DEVEZ VEILLER

- Pour cet exercice, détendez bien la tête. N'essayez pas de la garder droite, vous contracteriez inutilement votre nuque.
- Pour bien relâcher la tête, l'idéal est de décontracter la bouche et la langue.

- Sur l'expir, fléchissez le genou gauche et le coude droit et rapprochez-les en baissant la tête et en amenant le menton vers le sternum. 2
- Sur l'inspir suivant, tendez à nouveau la jambe en arrière vers le haut et le bras en avant, tout en redressant la tête.
- Continuez ainsi pendant une minute environ, en vous laissant guider par votre respiration.
- Faites ensuite une courte pause à quatre pattes, puis changez de côté et répétez l'exercice en tendant et fléchissant la jambe droite et le bras gauche.
- Venez enfin dans la position assise de votre choix et observez votre souffle qui se calme progressivement. Sentez la chaleur et l'énergie qui ont envahi vos lombaires.

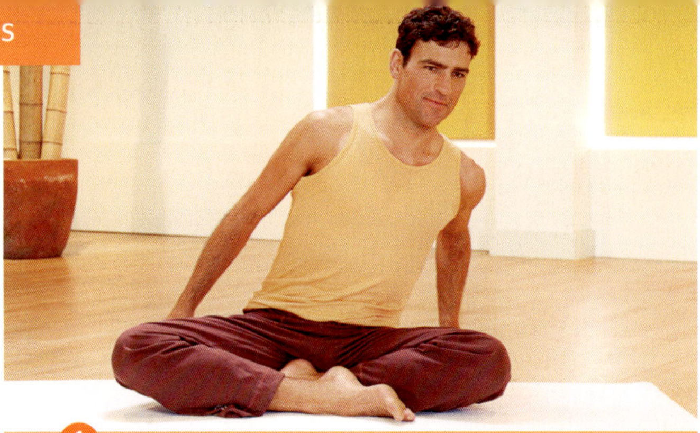

1

## Le rosier

Cet exercice permet de libérer les blocages survenus au niveau des lombaires.

Exercice 17 sur le DVD

### CE À QUOI VOUS DEVEZ VEILLER

- Pour que cet exercice soit vraiment efficace, le bassin doit rester le plus immobile possible et le buste aussi droit que si vous aviez avalé un parapluie.

- Installez-vous en position assise, les jambes croisées (sans coussin), en tailleur, ou encore sur une chaise.
- Placez les mains en coupe derrière le bassin et redressez-vous avec la force des bras. Tenez-vous le buste bien droit, comme si vous aviez avalé un manche à balai.
- Prenez appui sur les doigts pour vous soulever légèrement et penchez-vous en avant en fléchissant le buste au niveau du bassin, tout en poussant le sternum vers le haut et vers l'avant.
- Repoussez ensuite légèrement le sol avec la main droite de façon à incliner le buste vers la gauche, sans décoller la fesse droite du sol. 1
- Amenez maintenant le buste en arrière, puis vers la droite.
- Décrivez ainsi un cercle complet avec le buste, sans fléchir la colonne vertébrale. Continuez ces mouvements circulaires en changeant de temps en temps le sens et la vitesse de la rotation, ainsi que le diamètre du cercle.
- Terminez par un retour au calme en position assise, et observez vos sensations.

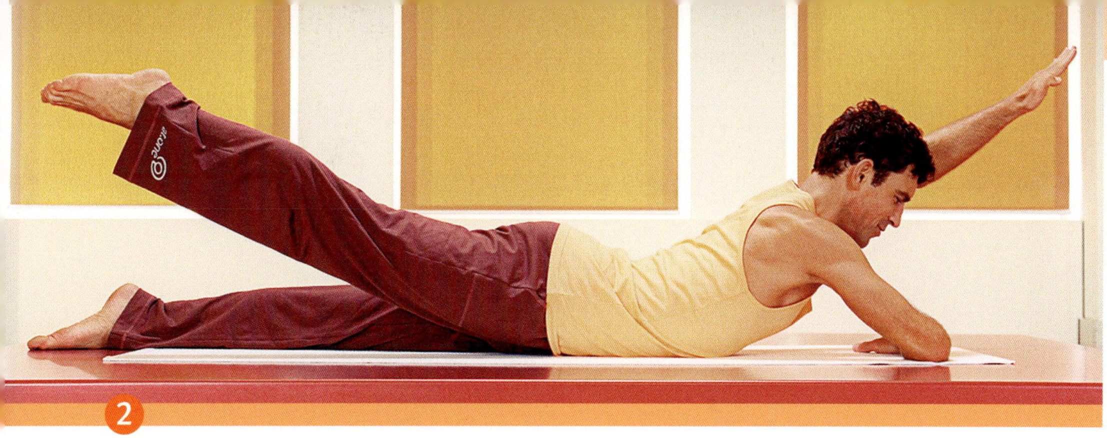

## La sauterelle : variante en diagonale

Cette variante d'un asana très classique est particulièrement recommandée pour les personnes présentant une certaine faiblesse ou sensibilité au niveau des lombaires.

- Allongez-vous sur le ventre et tendez le bras gauche en avant. Posez le bras droit fléchi devant vous, posez le front sur le dos de la main droite et laissez tomber les épaules.
- Imaginez que votre bras gauche et votre jambe droite sont reliés au nombril par un flux énergétique et sentez cette diagonale interne.
- Étirez le bras gauche et la jambe droite à partir du nombril jusqu'à ce que vous sentiez une stimulation du périnée. Sur l'inspir (ou sur l'expir), soulevez le bras, les épaules et la tête en même temps que la jambe opposée, en étirant bien le tout. 2
- Gardez la jambe bien tendue et veillez à ne pas décoller le côté droit du bassin du sol.
- Sur l'expir (ou sur l'inspir) suivant, reposez le bras, le haut du corps, la tête et la jambe au sol. Imaginez que votre « diagonale interne » se rétracte légèrement en direction du nombril et relâchez un peu le périnée. Faites une respiration intermédiaire.
- Soulevez (le plus haut possible) puis reposez bras et jambe en diagonale plusieurs fois, en vous laissant guider par votre

Exercice 14 sur le DVD

**CONSEIL**

- Si vous êtes très mince, glissez un coussin ou une couverture pliée sous votre bassin, ce sera plus confortable.

respiration. Lorsque vous soulevez la jambe et le bras opposés, étirez-les bien en partant de l'abdomen, puis relâchez un peu l'étirement en les reposant au sol.

- Observez et comparez ce que vous ressentez, notamment au niveau des lombaires.
- Changez ensuite de côté et étirez la jambe gauche et le bras droit le long de l'autre diagonale interne.
- Portez votre attention sur la région abdominale et observez comment le bas du dos se soulève sur l'inspir, étirant ce faisant les lombaires, puis s'abaisse sur l'expir. Vous constaterez que votre souffle offre à vos muscles un massage doux et profond.

### Variante

- Tenez la posture pendant encore quelques respirations et essayez de vous étirer davantage et de décoller encore plus la jambe et le bras du sol sur chaque inspir ou expir.

## Le chien qui s'étire

Dans la variante que je vous propose ici, les talons sont largement ouverts. Ceci produit un étirement du bas du dos et du plancher pelvien très bénéfique et très efficace pour éliminer les tensions dans ces régions du corps.

- Mettez-vous à quatre pattes. Appuyez fermement le talon des mains sur le sol, étalez bien les doigts, puis écartez les pieds et retournez les orteils.
- Creusez légèrement le dos.

**CONSEIL**

- Faites de préférence cet exercice sur un tapis antidérapant. Par ailleurs, si vous avez les poignets fragiles ou les épaules raides et contractées, posez les mains sur des briques de liège (voir page 59).

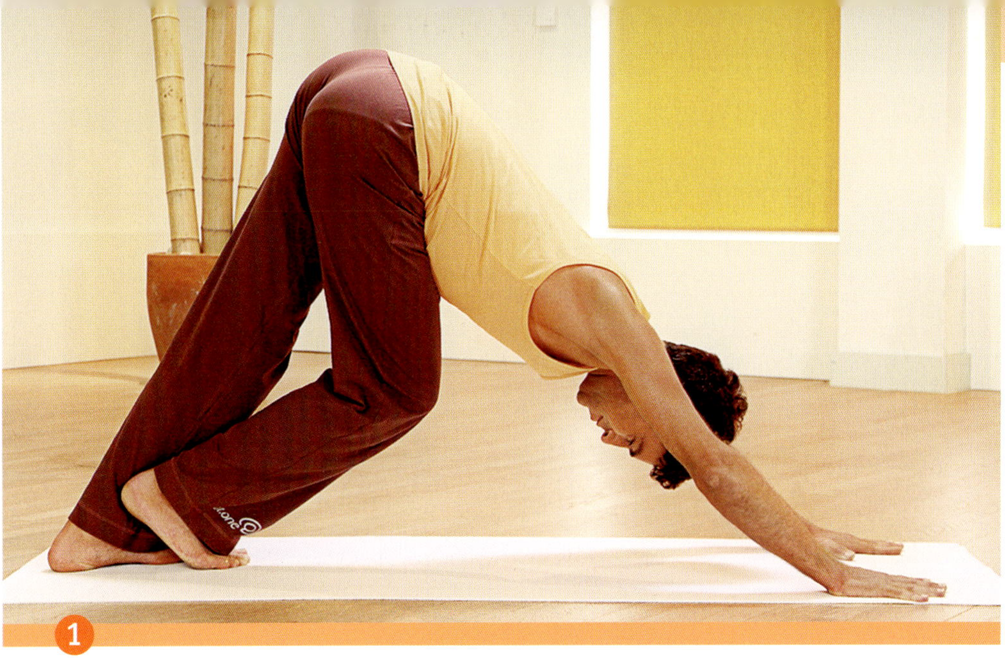

➤ Sur l'expir, montez dans la posture du chien qui s'étire sans arrondir le haut du dos.

➤ Gardez les bras bien tendus et tirez le bassin vers l'arrière et vers le haut.

➤ Tendez les jambes au maximum, à moins que vous ayez le dos très sensible ou très raide.

➤ Pivotez largement les talons vers l'extérieur en pointant les orteils vers l'intérieur, de façon à imprimer aux jambes une très nette rotation interne (pronation).

➤ Étirez le bassin vers la droite, puis vers la gauche, en partant du bas du dos. Soulevez puis reposez alternativement les talons au sol selon un rythme calme et régulier. 1 Gardez le périnée bien détendu et respirez tranquillement, librement.

➤ Continuez tant que l'exercice reste agréable.

➤ Lorsque vous êtes fatigué, reposez doucement les genoux au sol, puis prenez la position assise de votre choix et observez ce que vous ressentez dans le bas du dos.

Exercice 10
sur le DVD

## CE À QUOI VOUS DEVEZ VEILLER

● Gardez les bras bien tendus au niveau des coudes pendant cet exercice et essayez de détendre au maximum la région des aisselles.

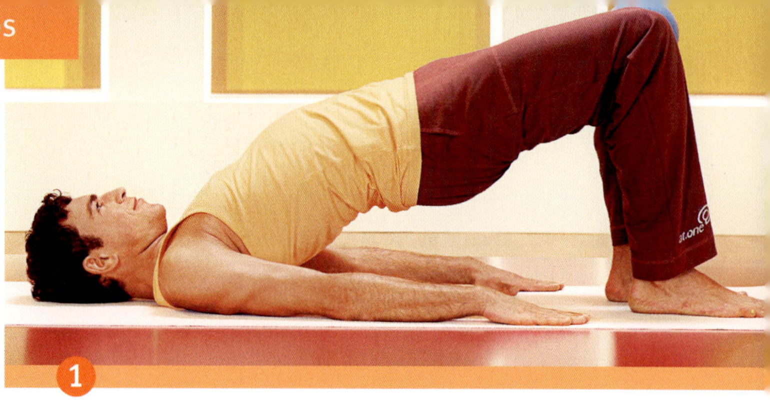

**CONSEIL**

➤ Si vous faites régulièrement le demi-pont avec un ballon, vous allez renforcer aussi bien vos jambes que votre plancher pelvien. Ceci vous permettra de mieux vous tenir (et plus longtemps) en position debout, et d'entreprendre à nouveau de longues promenades, voire des randonnées.

## Le demi-pont avec un ballon

Cette variante consiste à coincer un ballon souple entre ses genoux, ce qui oblige notamment à les garder écartés. En outre, la pression exercée par la face interne des genoux stimule activement l'ensemble du plancher pelvien ainsi que les muscles profonds qui ont pour fonction de redresser le dos.

- Allongez-vous sur le dos, les bras le long du corps. Fléchissez les jambes, les pieds parallèles écartés de la largeur du bassin.
- Placez le ballon entre les genoux et appuyez vigoureusement des deux côtés, jusqu'à ce que vous sentiez la contraction du périnée. Étalez bien la pulpe des gros orteils sur le tapis.
- Appuyez ensuite fortement sur le sol avec le bord extérieur des talons jusqu'à ce que votre bassin commence à se soulever.
- Poussez ensuite les genoux et le ballon vers le haut et vers l'avant et soulevez le dos de façon à obtenir un plan incliné depuis les épaules jusqu'aux genoux. (1)
- Relâchez bien la nuque et les épaules, mais faites travailler activement les jambes, en exerçant une forte pression, d'une part, des genoux sur le ballon et, d'autre part, du bord extérieur des talons sur le sol.
- Maintenez la posture pendant quelques respirations, en respirant calmement et profondément.

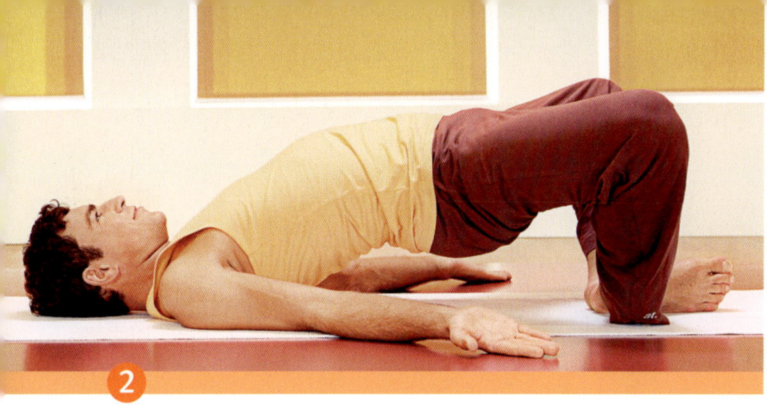

2

➤ Pour quitter la posture, soulevez les talons et reposez doucement le dos au sol, vertèbre après vertèbre. Relâchez le ballon et, une fois revenu en position allongée, observez ce que vous ressentez maintenant dans la région du bas du dos et du bassin. Notez également dans quelle mesure votre souffle est plus profond.

## Le demi-pont pieds joints et genoux écartés

Cette posture issue du yoga thérapeutique tibétain soulage efficacement et rapidement les tensions du bas du dos et du bassin.

Exercice 22 sur le DVD

➤ Allongez-vous sur le dos, les pieds joints et posés le plus près possible du bassin. Appuyez fortement le bord extérieur des pieds sur le sol, jusqu'à ce que le bassin et le bas du dos se soulèvent. 2

➤ Gardez la posture pendant quelques respirations, en maintenant fermement le contact du bord externe des pieds avec le sol et en laissant retomber les genoux vers l'extérieur.

➤ Pour quitter la posture, abaissez lentement le bassin, puis étendez une jambe après l'autre. Observez enfin ce que vous ressentez maintenant en position allongée, dans la région du bas du dos et du bassin notamment.

### CE À QUOI VOUS DEVEZ VEILLER

● L'élément clé de cette posture réside dans l'étirement de la région de l'aine. Cherchez donc à maximiser cet étirement qui soulage beaucoup le bas du dos et lui permet de « respirer ».

## Exercices pour renforcer le dos dans son ensemble

Pour renforcer les muscles redresseurs du dos, sachez que vous devez toujours agir sur deux fronts : il convient en effet, d'une part, de dissiper les tensions inutiles et superflues et, d'autre part, de gagner en puissance musculaire. Du fait de la constance des sollicitations, une musculature dorsale faible est généralement contractée : il faut donc commencer par des exercices qui assouplissent, étirent et échauffent le dos. C'est seulement après cette préparation qu'il est judicieux de faire forcer à nouveau les muscles, avec modération toutefois, et, si possible, de façon régulière et répétée.

Un bon moyen de soutenir le dos dans son ensemble consistant à renforcer la sangle abdominale, ce programme d'exercices pour le dos comporte également un exercice pour les abdominaux.

Il est en outre possible de stabiliser le dos de l'intérieur : l'exercice de la page 60 vous aidera à sentir votre axe interne et à le renforcer.

Enfin, pour vous échauffer, commencez toujours par faire une torsion. Choisissez par exemple l'étirement en torsion de la page 38 ou le dos crawlé de la page 36.

**CONSEIL**

➤ Glissez une couverture repliée ou un coussin de mousse sous vos genoux s'ils sont sensibles.

## Le chat qui s'étire

Cet enchaînement mobilise la colonne vertébrale sur toute sa longueur. Au début, répétez-le seulement quelques fois, puis augmentez progressivement le nombre de répétitions jusqu'à 12.

Exercice 11 sur le DVD

➤ Asseyez-vous sur les talons, puis penchez-vous en avant et posez le ventre sur les cuisses (posture de l'enfant ou Yoga

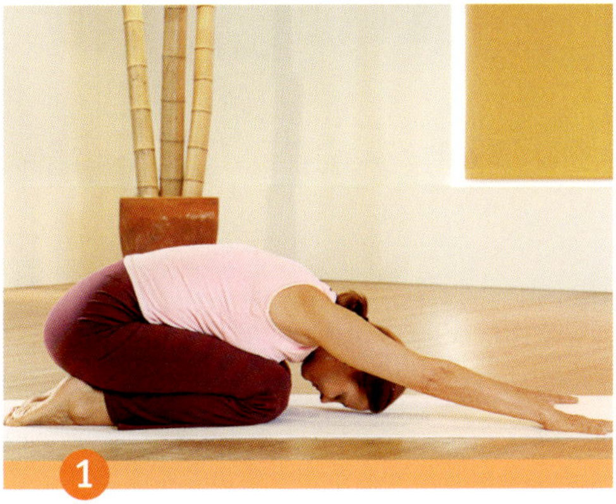


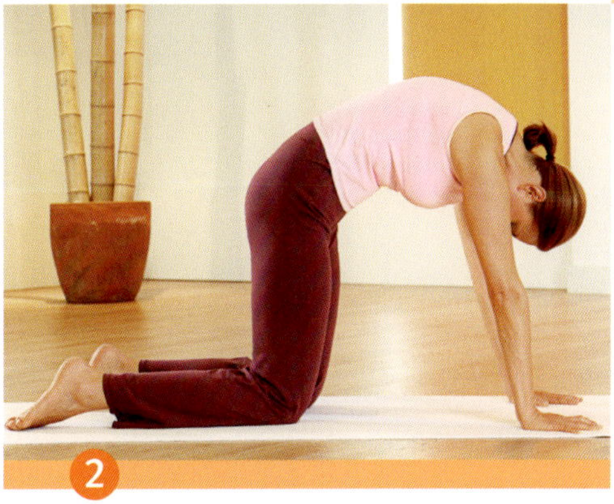


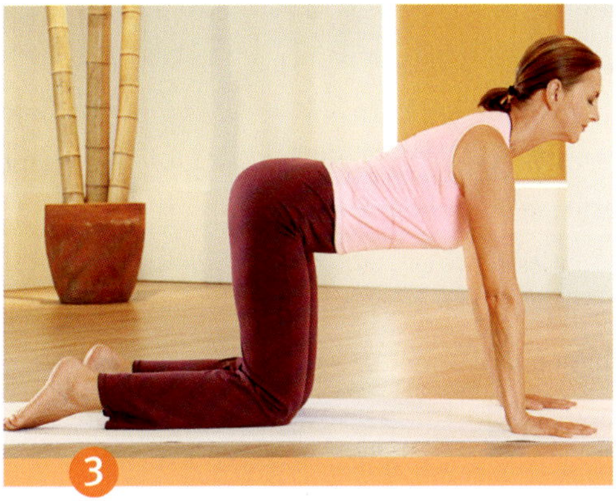


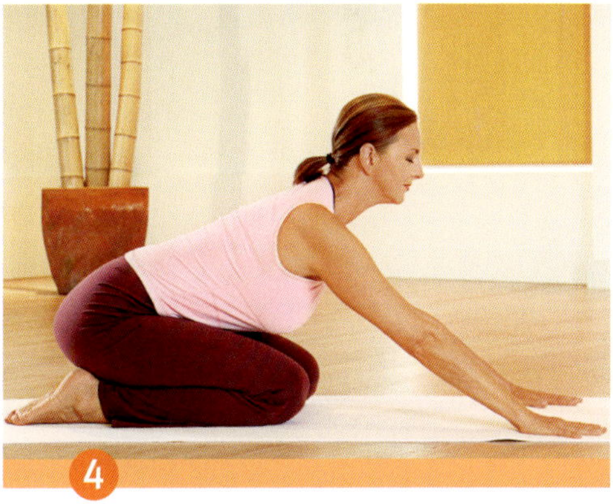


mudra). Étirez les bras en avant, écartés de la largeur des épaules. Étalez bien les doigts et laissez tomber la tête de façon à poser éventuellement le front au sol.

- Sur le début de l'expir, arrondissez le dos le plus possible. 1
- Tout en continuant à expirer, venez à quatre pattes et arrondissez encore le dos (comme un chat qui fait le gros dos) en laissant tomber la tête. 2
- Sur l'inspir, creusez le dos au maximum en partant du bassin, vertèbre après vertèbre, jusqu'à la tête. 3
- En rétention poumons pleins, revenez ensuite sur les talons en poussant le bassin vers l'arrière et en continuant à creuser le dos. 4

## CE À QUOI VOUS DEVEZ VEILLER

- Il est important de trouver le rythme respiratoire qui vous convient le mieux pour cet enchaînement.
- Enchaînez les postures en vous laissant guider par votre respiration, de la façon la plus fluide possible.

- Lorsque vous sentez que le bas de votre dos commence à s'arrondir, expirez et avancez le dos en l'arrondissant bien, vertèbre après vertèbre, jusqu'à poser le front au sol.
- Sur la fin de l'expir, montez à quatre pattes en arrondissant le dos encore plus.
- Répétez plusieurs fois ce petit enchaînement.
- Pour terminer, restez un moment dans la posture de l'enfant (photo 1 page 55). Respirez plusieurs fois dans le dos, calmement et profondément.

### Ce à quoi vous devez veiller

- Bougez votre dos lentement, en toute conscience, en mobilisant vertèbre après vertèbre. N'en excluez aucune et essayez de bien sentir le mouvement de chacune d'entre elles.

Exercice 15 sur le DVD

**Variante : le chat**

- Mettez-vous à quatre pattes en vérifiant que vos cuisses et vos bras sont bien à la verticale sur l'expir.
- Arrondissez la colonne vertèbre après vertèbre, depuis le bassin jusqu'à la tête, de façon à avoir le dos bien rond et, sur l'inspir suivant, creusez ensuite le dos du bassin jusqu'à la tête, sans contracter les abdominaux.
- Alternez les deux postures dos rond-dos creux en vous laissant guider par votre respiration (photos 2 et 3, page 55).

## L'étoile de mer

Dans cette variante de la sauterelle (voir page 49), vous allez soulever les jambes, les bras et la tête (qui correspondent aux cinq branches de l'étoile de mer) comme s'ils étaient reliés au centre de votre corps au niveau du nombril.

- Allongez-vous sur le ventre, les jambes légèrement écartées, le front posé au sol, les bras étendus en V au-dessus de la tête.

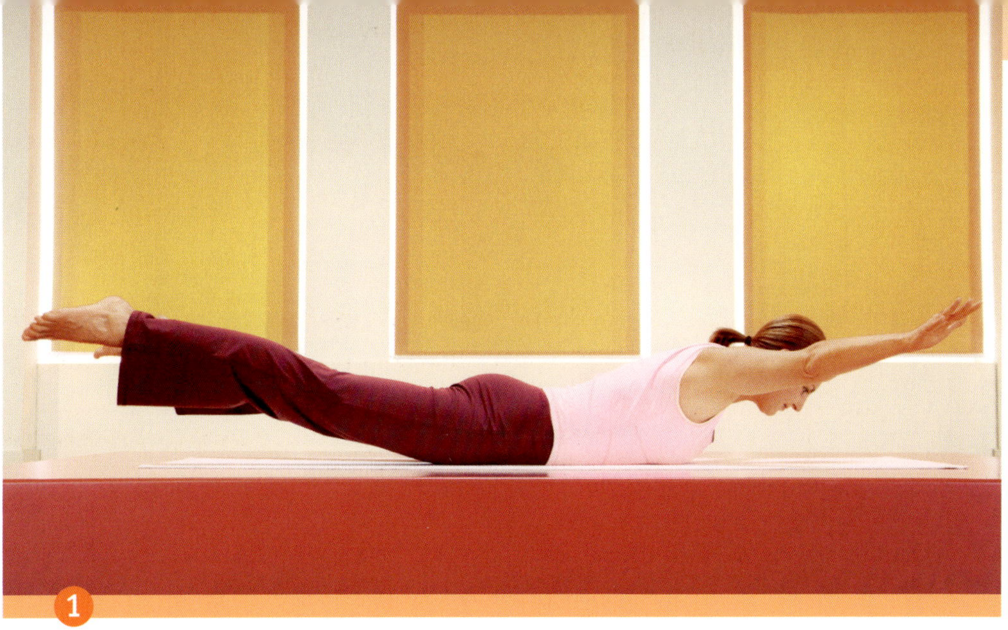
1

- Imaginez que vos jambes, vos bras, ainsi que le haut de votre corps et votre tête sont reliés à votre nombril par des méridiens énergétiques.
- Étirez bien les bras et les jambes à partir du nombril jusqu'à ce que vous sentiez votre périnée se contracter.
- Pendant cet étirement, soulevez les jambes, les bras et la tête, sur l'inspir (ou sur l'expir), à la façon d'une vague qui viendrait soulever les cinq branches d'une étoile de mer sur le fonds marin. 1
- Sur l'expir (ou sur l'inspir) suivant, reposez simultanément les cinq branches de l'étoile sur le sol, puis rétractez-vous intérieurement en direction du nombril.
- Répétez l'exercice plusieurs fois, en vous étirant bien à partir du nombril à chaque fois avant de soulever les jambes, les bras et la tête.
- Terminez en restant un moment allongé sur le ventre, en toute conscience, et observez le massage que prodiguent à votre dos les mouvements de votre respiration.

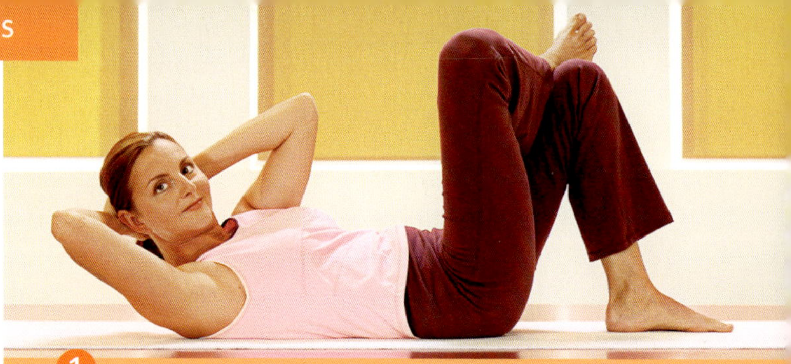

1

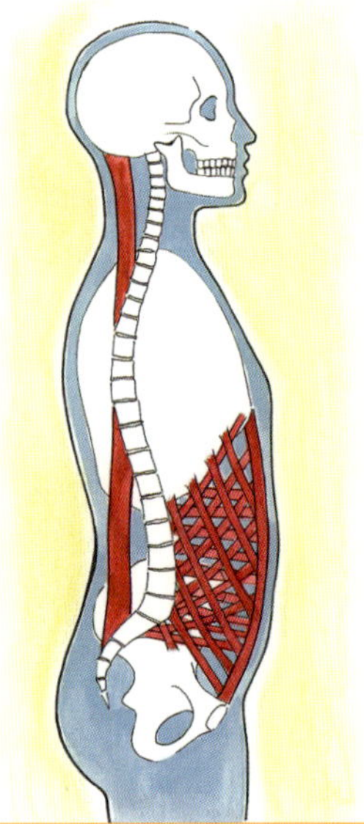

Les fibres des muscles abdominaux forment un filet solide qui maintient les organes internes dans l'axe du corps. C'est pourquoi la sangle abdominale est le partenaire incontournable des muscles qui servent à redresser le dos.

## Crunch en diagonale, jambes fléchies

Cet exercice ne renforce pas seulement les obliques, mais l'ensemble de la sangle abdominale.

- Allongez-vous sur le dos, les jambes fléchies. Posez la cheville droite sur le genou gauche et laissez retomber la jambe droite fléchie confortablement sur le côté.
- Appuyez fermement sur le sol avec le pied gauche, de façon à bien plaquer les lombaires au sol.
- Croisez les mains derrière la tête, soulevez et écartez les coudes de façon à soutenir votre tête en coupe.
- Inspirez profondément, puis, sur l'expir, soulevez le buste et tournez-le vers la droite. Regardez loin, par-dessus la cuisse droite. 1
- Sur l'inspir suivant, ramenez le buste dans l'axe du corps et reposez-le au sol. Si cela vous convient mieux, vous pouvez inverser le rythme respiratoire.
- Répétez cet exercice 10 fois environ, puis changez de côté. Le mouvement doit toujours partir du milieu du corps. Évitez surtout de trop tirer la tête vers le haut avec les mains, votre nuque n'apprécierait pas !
- Terminez par quelques respirations, en prenant conscience de votre corps, en position allongée sur le dos, les jambes fléchies, les pieds posés au sol.

Exercice 19 sur le DVD

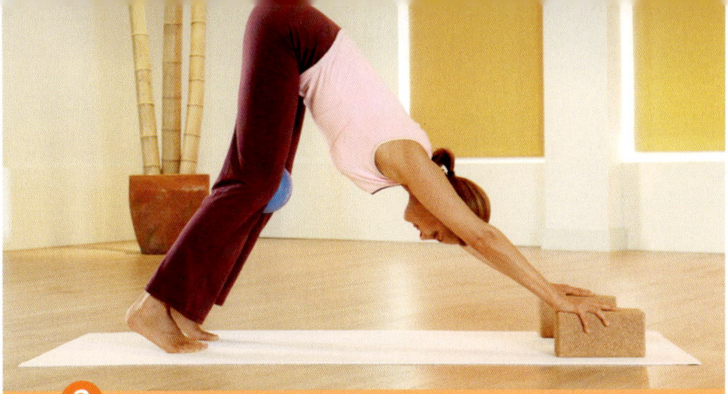

2

## Le chien qui s'étire avec accessoires (briques et ballon souple)

Dans cette variante du chien qui s'étire, le ballon entre les genoux vous permet de garder les jambes dans le bon alignement tout en stimulant le plancher pelvien. Quant aux briques de liège, elles soulagent les poignets et permettent d'allonger et d'élargir le dos.

- Mettez-vous à quatre pattes. Posez les briques debout, le grand côté étroit sur le sol, et saisissez-les d'une façon confortable pour vos mains et vos poignets. Écartez les pieds de la largeur du bassin et retournez les orteils. Glissez le ballon entre vos genoux et serrez.
- Creusez légèrement le dos.
- Sur l'expir, montez dans la posture du chien qui s'étire, en poussant le bassin vers le haut et vers l'arrière tout en veillant à ne pas arrondir le haut du dos.
- Appuyez fortement sur les briques de liège avec les mains, vers l'avant et vers le bas, ou bien repoussez-vous vers l'arrière et vers le haut (ce qui revient au même). Gardez les bras bien tendus. Tirez bien les fessiers vers l'arrière et vers le haut. Étirez-vous de façon à allonger le dos et à élargir les épaules au maximum.
- Tendez les jambes au maximum, à moins que vous n'ayez le dos très fragile ou très raide. Dans ce cas, gardez les genoux légèrement fléchis. 2

**CONSEIL**

- Pour faire cet exercice, prenez un tapis antidérapant. Quant aux briques, choisissez-les de préférence en liège (voir adresses utiles page 78) car elles tiennent bien en main et ne glissent pas sur le tapis.

### Ce à quoi vous devez veiller

Poussez le bassin le plus possible vers le haut. Imaginez que vous êtes suspendu au plafond par le bassin : vous pourrez alors vraiment « laisser pendre » votre colonne vertébrale.

- Au début, restez sur la pointe des pieds, puis, au bout de quelques respirations, repoussez les talons vers le sol, en appuyant le plus possible sur le bord externe du pied.
- Balancez le bassin bien étiré vers la droite, puis vers la gauche, depuis le bas du dos. Gardez, ce faisant, le plancher pelvien bien étalé et respirez amplement et librement.
- Tenez la posture aussi longtemps qu'elle vous est agréable.
- Reposez ensuite lentement les genoux au sol, puis prenez la position assise de votre choix et observez en conscience ce que vous ressentez, en particulier dans le bas du dos.

## L'axe intérieur : visualisation et apport d'énergie

Cette visualisation vous sera utile à chaque fois que vous souhaiterez vous redresser intérieurement : en position assise, dans de nombreuses postures de yoga, mais aussi dans la vie quotidienne, lorsque vous voudrez tirer parti de ce qui, en vous, peut vous apporter un soutien. Cet exercice est par ailleurs un bon moyen de se recentrer.

Exercice 24 sur le DVD

- Prenez la position assise de votre choix, installez-vous confortablement, le dos droit, et laissez votre corps peser sur le support (qu'il s'agisse d'un coussin ou du sol) jusqu'à ce que vous ayez la sensation d'être « arrivé ».
- Portez votre conscience sur la base de votre assise et imaginez que des racines en jaillissent. Laissez-les s'enfoncer profondément, mais aussi s'étaler largement dans le sol.
- Sentez-vous relié à la terre et à sa stabilité par l'intermédiaire

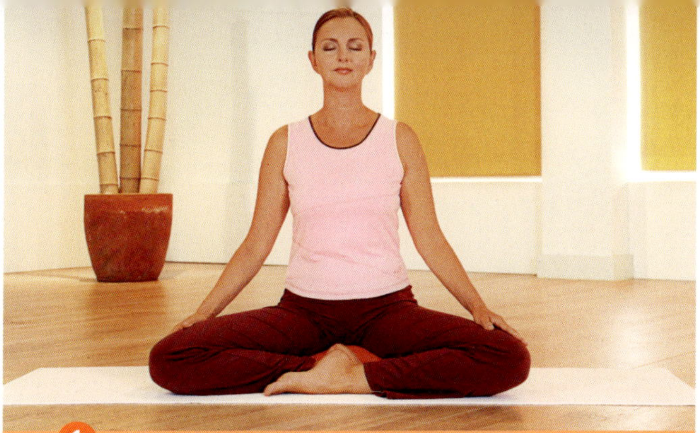
1

de vos racines. Sentez ensuite le lien qui vous unit à la puissance de la terre, force ascendante qui monte depuis vos racines et se dirige vers la lumière.

- Imaginez que cette force pénètre dans votre corps par le centre de votre plancher pelvien et gravit l'axe vertical qui traverse votre bassin, votre cavité abdominale, votre cage thoracique, votre cou, puis votre tête, jusqu'au sommet de votre crâne.
- Pour soutenir cette ascension, faites plonger plusieurs fois votre conscience dans les profondeurs et l'étendue de vos racines sur l'inspir, puis laissez remonter la force ascendante stimulante de la terre le long de votre axe intérieur. 1
- Lorsque vous commencez à bien visualiser, à bien sentir cet axe dans votre corps, ou lorsque vous commencez à vous en faire une idée précise, dotez-le dans votre représentation de toute la force dont vous avez besoin pour redresser votre dos de l'intérieur, durablement et sans effort, et pour lutter contre la pression constante qu'exerce la gravité.
- Détendez l'intérieur de votre corps autour de cet axe central interne. Imaginez que cet axe est comme un arbre auquel vos racines apportent en permanence force et tranquillité.
- Restez ainsi pendant quelques respirations, et imprimez bien ces sensations internes dans votre conscience, de façon à pouvoir les retrouver plus tard dans la vie quotidienne.

**CONSEIL**

- Si vous le pouvez, prolongez la visualisation de votre axe intérieur au-delà du sommet de votre crâne. Il unit alors l'énergie de la terre (stabilité) à celle du ciel (légèreté) et les équilibre au sein de notre « bio-système ».

# Le mental au service du dos

**Proactive, la pratique du yoga utilise beaucoup les images et les affirmations positives pour amener le mental à stimuler efficacement la guérison et la bonne santé du dos.**

### Ce à quoi vous devez veiller

- Bannissez une fois pour toutes l'expression « J'ai mal au dos » de votre vocabulaire. Lorsque l'occasion se présente, dites plutôt « Mon dos se manifeste », ou encore « Mon dos aimerait que je lui accorde un peu d'attention ».

## Les mantras, un outil pour le mental

Les yogis connaissent depuis des siècles la force de l'autosuggestion, c'est-à-dire la puissance avec laquelle les mots résonnent et agissent en nous. C'est pourquoi ils ont composé des formules capables de nous relier à une force positive, qu'ils ont appelées mantras (littéralement « outils pour le mental »). Par exemple : si l'idée de ne plus pouvoir compter sur votre dos vous rend fou, un mantra comme « Mon dos est fort et solide » peut apaiser votre esprit. Cela semble certes d'une simplicité enfantine, trop beau pour être vrai, mais sachez que cela a été scientifiquement prouvé. Alors essayez !

- Observez-vous attentivement. Prenez notamment conscience des formules que vous avez fini par associer à votre dos : le simple fait de les analyser et d'y réfléchir vous donnera la possibilité de revoir ces schémas.
- Composez maintenant une à trois phrases qui pourraient vous aider à renforcer votre dos et à adopter une bonne attitude.
- Outre ces formules personnalisées, essayez aussi l'un des classiques suivants : « Mon dos est fort et solide », ou « Mon dos est stable et tout à fait en mesure de remplir ses missions avec légèreté », ou encore « Je me réjouis de pouvoir compter de plus en plus sur la force de mon dos ».
- Prononcez chaque jour plusieurs fois ces formules à voix haute.

- Répétez-vous le plus souvent possible ces affirmations intérieurement, trouvez par exemple un air sur lequel vous pouvez les chantonner. Répétez cet exercice pendant plusieurs mois.

## Le Rücken-Braining des yogis : « Mon dos est fort »

Dans la pratique du yoga, l'utilisation d'images intérieures n'est pas nouvelle. Comme l'explique Gerald Hüther, ces images, ou *bhavana*, « orientent le devenir de la personne ». Étant donné qu'elles ont pour but de modeler l'individu que nous serons demain, il convient de toujours sélectionner des images positives. Ce travail d'autosuggestion nous permet de renforcer ce qui nous aide et nous est favorable, et de minimiser ce qui nous nuit. Nous pouvons éliminer de notre mental une image néfaste en lui superposant une image positive.

- Asseyez-vous confortablement et fermez les yeux.
- Portez votre attention sur votre colonne vertébrale : imaginez qu'elle est solidement ancrée dans votre bassin et se dresse vigoureusement au milieu de votre torse, tel le mât d'un bateau.
- Représentez-vous vos muscles dorsaux et les ligaments de votre colonne vertébrale comme les haubans qui arriment solidement ce mât au pont du navire. Ainsi soutenu, votre rachis peut résister sans problème aux tumultes et aux remous de la vie.
- Faites cet exercice le plus souvent possible, renforcez l'image intérieure du mât solide et de la puissance et de la bonne tenue de vos muscles et ligaments dorsaux et associez cette *bhavana* à des sentiments positifs comme la gratitude ou la joie.

**CONSEIL**

- Écrivez les formules positives visant à renforcer votre dos sur un joli bristol que vous accrocherez à l'endroit où vous avez le plus de chance de le voir. Ainsi, le contenu de ces phrases ne tardera pas à pénétrer dans votre inconscient, c'est-à-dire la part de vous-même qui est la plus à même de contribuer efficacement au renforcement de votre dos.

# Présentation des différents programmes proposés sur le DVD

**Le DVD qui accompagne ce manuel vous propose un programme complet d'une durée d'une heure, tout particulièrement efficace si votre dos vous a déjà donné un « carton rouge » et si vous avez réellement l'intention de faire quelque chose pour lui. Pour votre pratique quotidienne, le DVD présente également des programmes courts que vous pourrez sélectionner et effectuer en fonction de votre propre problématique dorsale.**

### CE À QUOI VOUS DEVEZ VEILLER

- Pour que ce programme complet puisse porter ses fruits de façon optimale, l'idéal est de le faire deux fois par semaine.

## Le programme complet pour le dos

Avec ce programme de 27 exercices, vous allez :

➤ Trouver le temps de vous installer sur votre tapis de yoga et de prendre conscience de la façon dont vous vous sentez vraiment :

1 Mise en route en position allongée sur le dos

➤ Bien vous étirer en position à quatre pattes et en position assise, de façon à stimuler et à mobiliser votre colonne vertébrale et vos muscles dorsaux :

2 Étirement en diagonale (p. 37)
3 Étirement en torsion (p. 38)
4 Dos crawlé (p. 36)

➤ Renforcer le haut de votre dos et la musculature de votre ceinture scapulaire :

5 Soulever le buste en torsion (p. 39)
6 S'ouvrir et se fermer

➤ Échauffer vos muscles dorsaux, bien les irriguer et les renforcer :

7 Le chat qui étire ses pattes (p. 46)
8 Appui sur les mains genoux fléchis et le chien qui s'étire, en alternance (p. 40)

9 Appui sur les mains genoux fléchis (p. 40)
10 Le chien qui s'étire (p. 50)

➤ Après un bon échauffement, effectuer des enchaînements pour vous assouplir un peu :

11 Le chat qui s'étire (p. 54)
12 Enchaînement du chat et du chameau

➤ Effectuer ensuite les exercices destinés à renforcer l'ensemble de votre musculature dorsale :

13 Le cobra : variante en torsion
14 La sauterelle : variante en diagonale (p. 49)
15 L'étoile de mer (p. 56)

➤ Apprendre à détendre vos lombaires avec le souffle :

16 La posture de l'enfant (Yoga mudra) bras étirés vers l'avant (p. 54)
17 Le rosier (p. 48)

➤ Renforcer votre ceinture abdominale, miroir de votre musculature dorsale :

18 Crunch dans l'axe
19 Crunch en diagonale (p. 58)
20 Le demi-pont (p. 43)
21 Torsion allongée pour renforcer les abdominaux obliques
22 Le demi-pont genoux écartés (p. 53), en guise de contre-posture

➤ Terminer la séance dans le calme, en conscience, puis faire un exercice de visualisation pour détendre votre corps autour de l'axe qui le soutient, la colonne vertébrale :

23 Conscience du corps, puis détente en position allongée
24 L'axe intérieur : visualisation, apport d'énergie et détente en position assise (p. 60)

**CONSEIL**

➤ Si l'un de vos proches souhaite également faire quelque chose pour son dos depuis longtemps, pratiquez donc ensemble ! Du simple fait que vous vous donniez rendez-vous, il est nettement plus probable que vous pratiquiez plus régulièrement que si vous deviez vous motiver seul.

Programme de base A

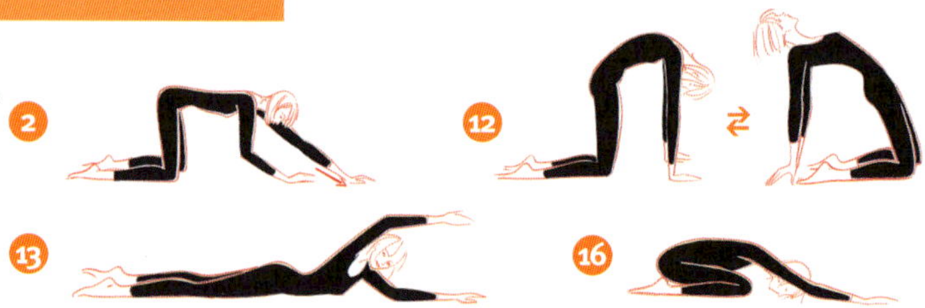


Programme de base B

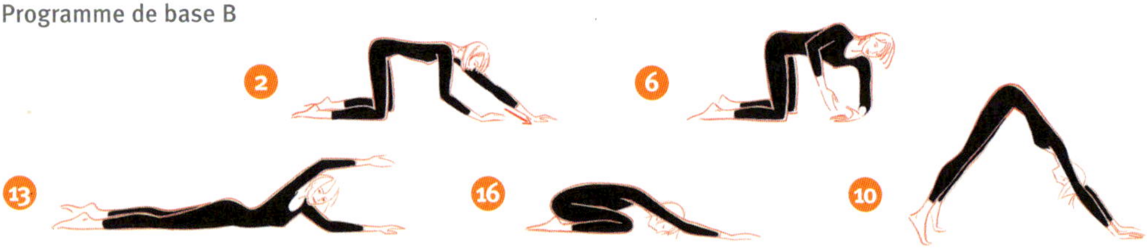


Les numéros qui figurent ici à côté des exercices sont ceux que vous retrouverez sur le DVD. Dans le menu général, vous trouverez, d'une part, le programme complet et, d'autre part, un sous-menu « Programmes courts et spéciaux » au sein duquel vous pourrez choisir l'un des programmes suivants, ainsi qu'un sous-menu « Asanas » qui présente chaque exercice séparément.

## Les programmes de base

Soyez tranquille, ces trois programmes, d'une durée de 10 à 15 minutes chacun, s'intégreront sans problème dans votre planning quotidien, même si vous pensez a priori ne pas avoir le temps…

### Pour assouplir le dos et le muscler en douceur

**Programme de base A**

- **2** Étirement en diagonale (p. 37)
- **12** Enchaînement du chat et du chameau
- **13** Le cobra : variante en torsion
- **16** Posture de l'enfant (Yoga mudra) bras étirés vers l'avant (p. 54)

**Programme de base B**

- **2** Étirement en diagonale (p. 37)
- **6** S'ouvrir et se fermer
- **13** Le cobra : variante en torsion
- **16** Posture de l'enfant (Yoga mudra) bras étirés vers l'avant (p. 54)
- **10** Le chien qui s'étire (p. 50)

## Pour renforcer la ceinture abdominale

Faites ce programme au moins trois fois par semaine ou, mieux encore, plus de trois fois. Une bonne ceinture abdominale soulage en effet énormément le dos, car elle contribue à repousser les organes internes vers la paroi abdominale arrière et la face interne des lombaires. La colonne vertébrale est ainsi soutenue de l'intérieur et légèrement étirée, de sorte que les ligaments se trouvent soumis à une pression moindre. À ceci s'ajoute un effet secondaire appréciable : la digestion est légèrement stimulée, ce qui à nouveau soulage le dos.

### Programme de base C

**18** Crunch dans l'axe
**19** Crunch en diagonale (p. 58)
**20** Le demi-pont (p. 43) pour étirer les flancs, en contre-posture
**21** Torsion allongée (p. 42) pour renforcer les obliques
**22** Le demi-pont genoux écartés (p. 53), en contre-posture

**CONSEIL**

➤ Au début, tant que vos abdominaux ne sont pas encore bien entraînés, il vous faudra peut-être compter 15 minutes pour faire ce programme. Sachez toutefois que vous ne regretterez pas cet investissement, car vous ressentirez rapidement une nette amélioration de l'état de votre dos, à condition bien sûr d'effectuer les exercices régulièrement.

---

18
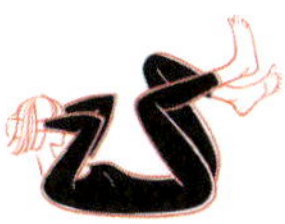

19
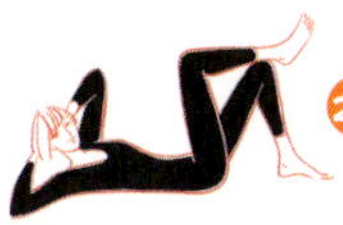

20
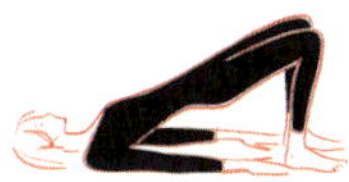

21
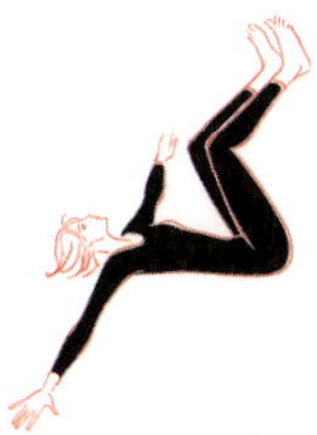

22
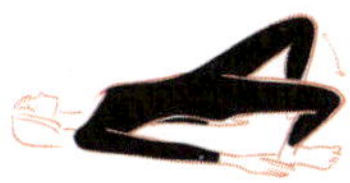

## Programmes courts de 20 minutes

Les deux programmes suivants font travailler les groupes musculaires importants pour l'état de votre dos. Ils se complètent, de sorte que, dans le cadre d'une pratique quotidienne, vous pouvez les effectuer en alternance, ou encore choisir d'en faire un le matin et l'autre le soir.

### Programme court A

**3** Étirement en torsion (p. 38)
**5** Soulever le buste en torsion (p. 39)
**12** Enchaînement du chat et du chameau
**13** Le cobra : variante en torsion
**15** L'étoile de mer (p. 56)
**20** Le demi-pont (p. 43)
**22** Le demi-pont genoux écartés (p. 53)

Un programme court pour renforcer surtout le bas du dos.

3 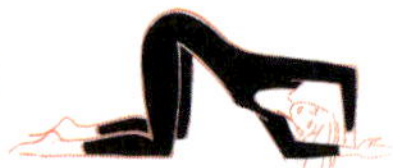

5 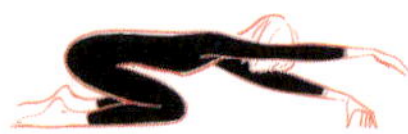

12 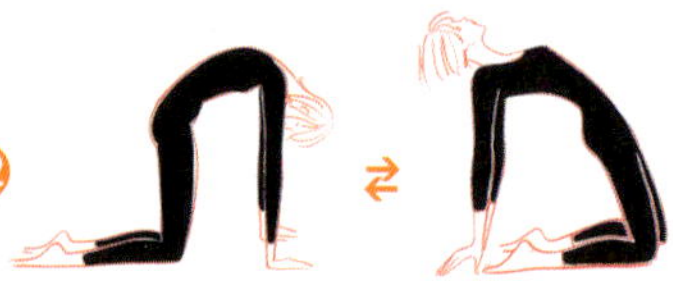

13 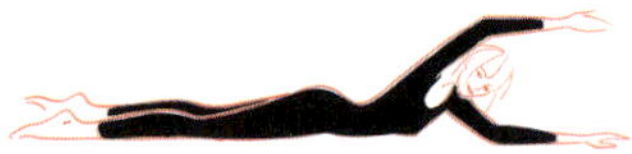

15 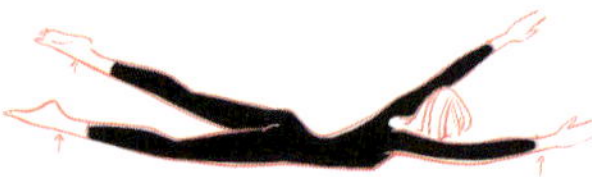

20 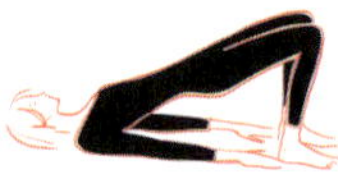

22 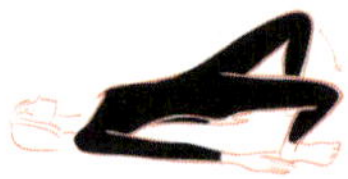

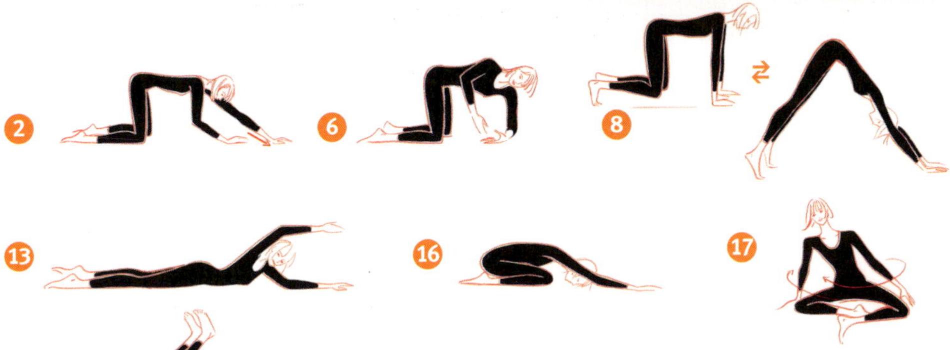

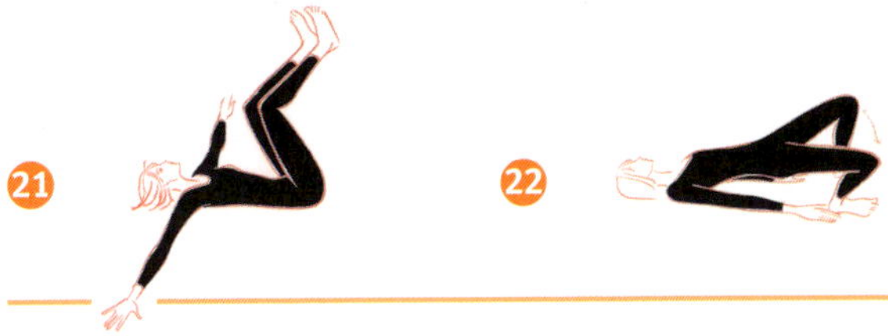

Un programme court idéal si vous passez votre journée assis et souhaitez mieux redresser le haut du dos.

### Programme court B

2 Étirement en diagonale (p. 37)

6 S'ouvrir et se fermer

8 Appui sur les mains genoux fléchis et le chien qui s'étire, en alternance (p. 40)

13 Le cobra : variante en torsion

16 Posture de l'enfant (Yoga mudra) bras étirés vers l'avant (p. 54)

17 Le rosier (p. 48)

21 Torsion allongée (p. 42) pour renforcer les obliques

22 Le demi-pont genoux écartés (p. 53), en contre-posture

### Programme spécial pour la pratique du matin

Il vous est vraisemblablement déjà arrivé d'avoir davantage mal au dos le matin au lever que la veille au soir. La raison en est simple : pendant le sommeil profond, les muscles relâchent légèrement leur tension, de sorte qu'ils ne tiennent plus chacune des vertèbres. Les légers glissements qui surviennent alors au niveau des articulations intervertébrales déclenchent des stimuli douloureux qui disparaissent généralement au fil de la journée. En effectuant les exercices suivants, vous commencerez mieux la journée et, si vous les faites régulièrement, vos douleurs ou raideurs matinales ne tarderont pas à disparaître.

- **2** Étirement en diagonale (p. 37)
- **3** Étirement en torsion (p. 38)
- **7** Le chat qui étire ses pattes (p. 46)
- **8** Appui sur les mains genoux fléchis et le chien qui s'étire, en alternance (p. 40)
- **9** Appui sur les mains genoux fléchis (p. 40)
- **10** Le chien qui s'étire (p. 50)
- **17** Le rosier (p. 48)
- **22** Le demi-pont genoux écartés (p. 53), en contre-posture

Exercices d'échauffement pour la pratique du matin.

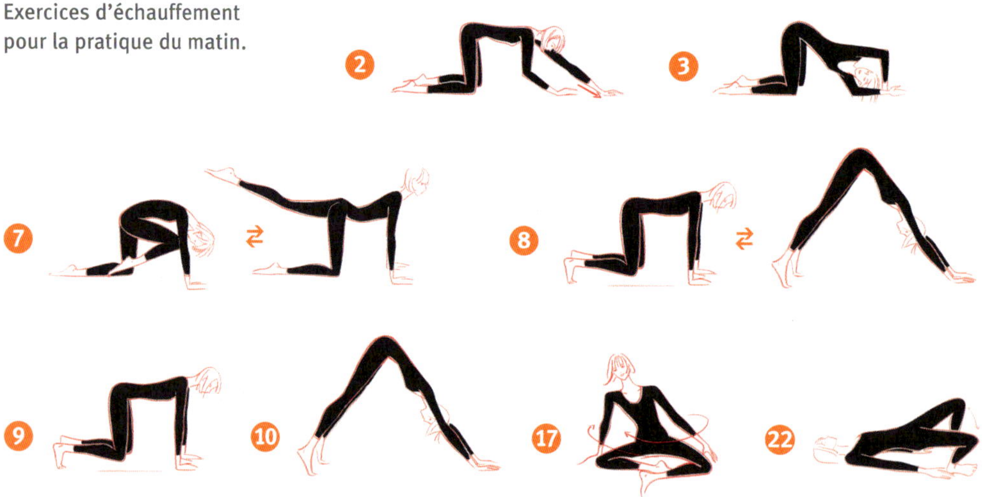

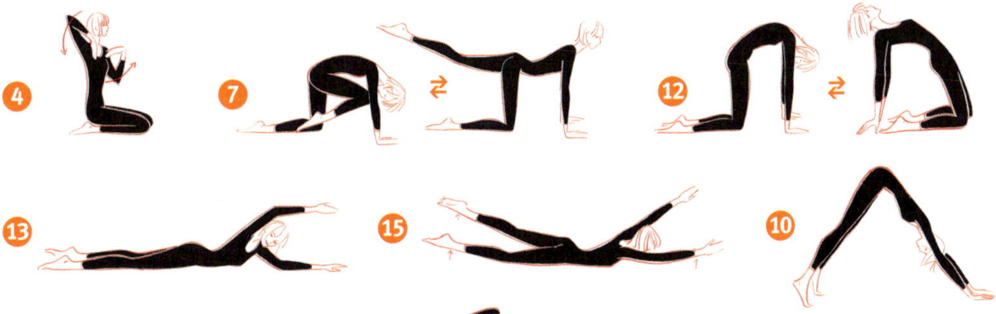


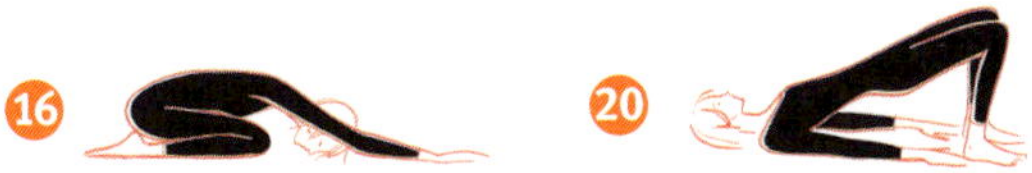


Étirements et contre-postures pour la pratique du soir.

**Programme spécial pour la pratique du soir**

Si, une fois de plus, vous avez passé votre journée assis à votre bureau et constatez le soir venu que votre dos a un besoin urgent d'exercice, alors le programme suivant, que vous pouvez effectuer rapidement avant le dîner, vous apportera une aide efficace.

- **4** Dos crawlé (p. 36)
- **7** Le chat qui étire ses pattes (p. 46)
- **12** Enchaînement du chat et du chameau
- **13** Le cobra : variante en torsion
- **15** L'étoile de mer (p. 56)
- **10** Le chien qui s'étire (p. 50)
- **16** Posture de l'enfant (Yoga mudra) bras étirés vers l'avant (p. 54)
- **22** Le demi-pont (p. 43)

**Relaxation**

- **23** Conscience du corps et détente en position allongée

La phase de relaxation conclut agréablement toute séance de yoga.

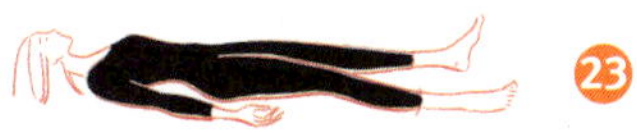

# Diététique et tensions musculaires

**Stressé en permanence au travail, vous avalez sur le pouce un déjeuner composé d'aliments fortement dénaturés (ce qui est malheureusement le lot de la plupart des encas et des plats préparés...). Si vous vous reconnaissez dans ce tableau, sachez que vous mettez votre corps à rude épreuve.**

## Désacidifier et détoxifier l'organisme

Avec de telles habitudes alimentaires, votre organisme a des aigreurs, au sens propre comme au figuré, car consommés en grande quantité, les aliments très transformés (sucre blanc, farine blanche, charcuterie, fromages industriels, sodas, café…) sont très acidifiants. Peu après leur ingestion, on constate une chute du pH urinaire, signe que la dégradation de ces aliments entraîne une production et une accumulation d'acide trop importantes. Or, ce n'est pas bon pour l'organisme car cela entraîne une accélération du pouls, une élévation de la pression artérielle, des contractures musculaires, des troubles du sommeil, de la fatigue et un léger mal-être permanent. À tout ceci s'ajoute en outre la sensation d'être de plus en plus raide.

Dans un tel cas de figure, une alimentation ciblée peut réellement contribuer à éliminer les contractions musculaires.

Je ne vais toutefois pas vous proposer de régime miracle, car l'idéal consiste à adapter son alimentation à la personnalité de chacun, mais vous renvoyer vers l'ayurvéda, qui s'intéresse depuis fort longtemps aux problèmes de dos, et aux conseils diététiques qu'il prodigue.

**CONSEIL**

➤ En Europe du Nord, la cure de petit-lait (ou lactosérum) est un grand classique pour désacidifier l'organisme et le débarrasser de ses toxines. Elle consiste à boire régulièrement du petit-lait (reconstitué à partir d'une poudre ou de granulés achetés dans les boutiques diététiques, où vous pourrez, en outre, vous procurer des brochures plus détaillées sur ce type de pratique) pendant au moins deux semaines, et à compléter essentiellement ce régime avec du riz, des pommes de terre et des légumes cuits.

### Les conseils de l'ayurvéda

Le problème de l'hyperacidité de l'organisme a été identifié depuis longtemps par la médecine ayurvédique. Les conseils que dispense toutefois cette doctrine en la matière tiennent également compte de l'origine mentale et psychologique des troubles ressentis.

### Les troubles « Vata » (le souffle ou le vent)

Du point de vue ayurvédique, à l'origine de tout problème de dos se trouve un trouble de type Vata, en d'autres termes un événement déstabilisant qui a entraîné un affaiblissement des tissus musculaires et osseux. Pour résoudre ce problème, il convient donc de rétablir la stabilité et la souplesse du dos et d'améliorer la qualité des tissus osseux et musculaires. Au-delà de cette origine Vata commune, il existe plusieurs sous-catégories de problèmes. Ainsi, dans le cas d'un mal de dos purement Vata, les raideurs et contractures musculaires résultent de tensions d'origine mentale. Il faut donc aider l'organisme à éliminer cet excès de stress. Le Dr Detlef Grunert, pédiatre et spécialiste de l'ayurvéda, conseille dans ce cas l'alimentation suivante :

- La nourriture doit être nourrissante, échauffante, juteuse, hydratante (penser à boire suffisamment !). Éviter les aliments froids et secs.
- En termes de saveurs, privilégier le sucré (les glucides), l'aigre et le salé, et éviter les aliments trop amers, astringents, trop relevés.
- Inutile de limiter les matières grasses (beurre ou huile de qualité).
- Sont recommandés les céréales, le lait et les produits laitiers, les fruits mûrs et sucrés et les jus de fruits. Salades et crudités sont déconseillées. Les légumes cuits conviennent, mais attention à ceux qui provoquent des flatulences. Sont également conseillés les œufs et, pour les non végétariens, les poissons et les viandes issus d'animaux « agités » (élevés dans un environnement naturel, plutôt dynamiques de nature).

**CONSEIL**

➤ Les médecines alternatives proposent également un grand nombre de remèdes qui peuvent être très efficaces contre le mal de dos chronique. Citons par exemple les sels de Schüssler, qui ont depuis longtemps fait leurs preuves (dans certaines pharmacies).
Les problèmes musculaires qui sont dus à une hyperacidité peuvent être nettement soulagés par des compléments alimentaires qui rétablissent l'équilibre acido-basique de l'organisme (Basica® par exemple).

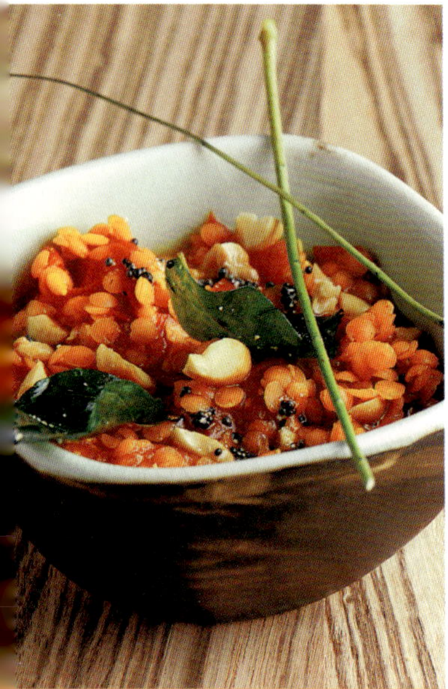

La médecine ayurvédique préconise la consommation de plats à base de lentilles ou de haricots qui stimulent le métabolisme, détoxifient et décrassent l'organisme, et apportent enfin d'importants nutriments aux muscles et aux os.

### Les troubles Kapha

Dans le cas d'un trouble Kapha, le mal de dos provient d'un manque d'exercice, souvent associé à une surcharge pondérale (ou à une tendance au surpoids). Il faut donc aider l'organisme à vaincre son indolence naturelle et à redevenir actif. Le Dr Grunert donne les conseils suivants :

- Choisir des aliments légers et échauffants. Les boissons chaudes sont à privilégier. Éviter en revanche les aliments et boissons froids, et de façon générale une consommation excessive de liquide.
- En termes de saveurs, privilégier l'astringent, l'amer et le piquant, bien relever les plats et éviter les mets trop sucrés, salés ou acides.
- Consommer les matières grasses avec modération et préférer le beurre clarifié et les « bonnes » huiles (comme l'huile d'olive). Éviter si possible les graisses animales.
- Il est possible de consommer des céréales, du lait et des produits laitiers, mais avec modération. Préférer les légumes cuits, les fruits frais pas trop sucrés et les fruits acidulés ou secs. Éviter salades et crudités. Les œufs, et pour les non végétariens, les poissons et viandes issus d'animaux « agités » (élevés dans un environnement naturel, plutôt dynamiques de nature) peuvent également figurer au menu.

## Éliminez vos toxines en mangeant des dhals

Les dhals, ou dals, c'est-à-dire ces plats à base de lentilles et de haricots dont la cuisine indienne regorge, sont parfaits pour décrasser l'organisme. Parmi toutes ces légumineuses, les haricots mungo sont considérés comme les plus détoxifiants. Dans le cadre d'un traitement ayurvédique, il est préconisé de se nourrir essentiellement de dhals (de haricots mungo ou autre) pendant une longue période (un mois au moins). Mon mari a soigné ainsi deux hernies discales accompagnées de fortes douleurs, ce régime alimentaire venant en complément d'exercices physiques adaptés. Ses douleurs ont disparu en un temps record après ce changement d'alimentation assez radical et il a même retrouvé une certaine souplesse. Cela vaut la peine d'essayer !

Les dhals sont nourrissants, riches en protéines végétales (les meilleures) et pauvres en graisses, de sorte qu'ils contribuent également à une perte de poids durable (mon mari a perdu 10 kg en deux mois en mangeant toutes sortes de dhals en quantités phénoménales !). L'ayurvéda prône aussi les cures de haricots mungo pour aider le corps à éliminer acides et toxines. Il s'agit alors de manger exclusivement de la soupe de haricots mungo pendant quatre jours en buvant des tisanes, des infusions de gingembre ou tout simplement de l'eau chaude à profusion. Je vous propose pour terminer la recette du dhal de haricots mungo élaborée par Ayurshakti, grand spécialiste de l'ayurvéda, qui stimule merveilleusement le métabolisme en vue d'un décrassage en profondeur.

## Soupe de haricots mungo

Pour 2 portions

- 1 cuil. à soupe de beurre clarifié (Ghee)
- 2 pincées d'Asa foetida (ou férule persique)
- 2 pincées de curcuma en poudre
- 1 cuil. à café de cumin en poudre
- 1 cuil. à café de coriandre en poudre
- 2 verres à moutarde de haricots mungo
- 8 à 10 verres à moutarde d'eau
- Sel de roche (du sel de l'Himalaya si possible)

- Rincez les haricots à l'eau froide. Mettez un peu de beurre clarifié dans une cocotte-minute, ajoutez les épices indiennes et faites-les revenir.
- Ajoutez les haricots, mouillez avec l'eau, salez, fermez la cocotte, puis laissez cuire sous pression pendant 15 minutes environ.
- Si vous n'avez pas de cocotte-minute : laissez tremper les haricots toute une nuit dans une grande quantité d'eau, puis faites-les cuire pendant 50 minutes environ.

# Index

## Les exercices de base

# Bibliographie et adresses utiles

## Aux éditions Vigot

Cuson B., *Raffermir votre corps avec le yoga*
Hainbuch F., *Relaxation*, 1 livre + 1 CD
Kaminoff L., *Yoga : Anatomie et mouvements*
Kraske E.-M., *Équilibre acide-base*
Mannschatz M., *Méditation*, 1 livre + 1 CD
Sabnis N.S., Kühn-Sabnis G., *Mincir en douceur grâce àl'Ayurveda*
Schutt K., *Ayurveda : Se sentir jeune tout au long de sa vie*
Schutt K., *Massages : bienfaits pour le corps et l'esprit*
Tempelhof S., *Ostéopathie : Pour se libérer en douceur de la douleur*
Tempelhof S., *Vaincre le mal de dos : Une approche holistique*
Trökes A., *Yoga*, 1 livre + 1 CD
Zauner R., *Soigner le dos par des méthodes naturelles*

## Revues

*La revue française de yoga*
http://www.lemondeduyoga.org/htm/fney/revue.php

*Santé Yoga, le journal des techniques de bien-être*
http://www.santeyoga.com

*Yoga magazine*
http://www.infosyoga.info

## Adresses utiles

### Les fédérations :

**Fédération Française de Yoga**
11, passage Pierre Amelot
75011 Paris
Tél. 01 47 00 26 12
www.yoga-paris.com

**Fédération Française de Hatha-Yoga**
50, rue Vaneau
75007 Paris
Tél. 01 45 44 02 59

**Fédération Nationale des Enseignants de Yoga**
3, rue Aubriot
75004 Paris
Tél. 01 42 78 03 05
info@fney.asso.fr

### Où acheter matériel et accessoires nécessaires à la pratique du yoga du dos ?

Tout simplement dans les magasins de sport, type Decathlon ou Go Sport.

**Boutiques spécialisées en ligne :**
La Boutique du Yoga
http://www.laboutiqueduyoga.com

Chin Mudra, accessoires et équipement pour le yoga, le qi gong et le tai chi chuan
http://www.chin-mudra.com

# Dans la collection Énergie & Sérénité

1 livre + 1 CD pour bénéficier des cours d'un professeur à domicile !

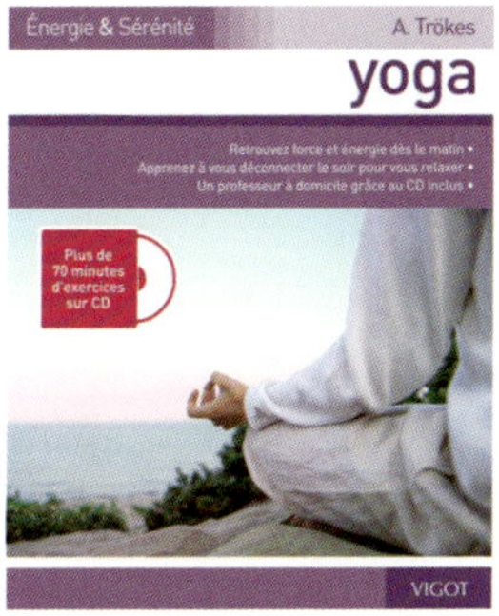


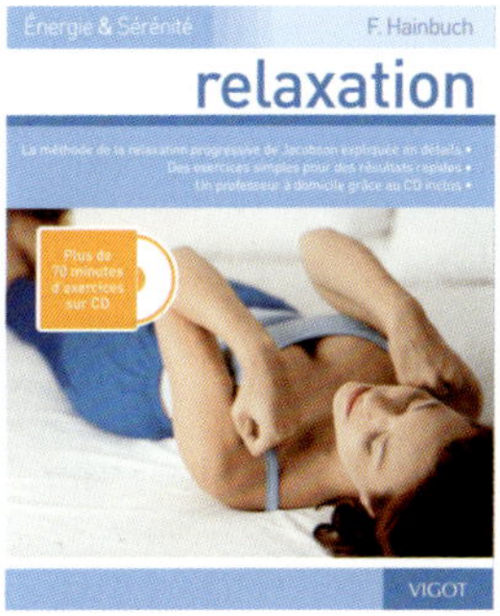


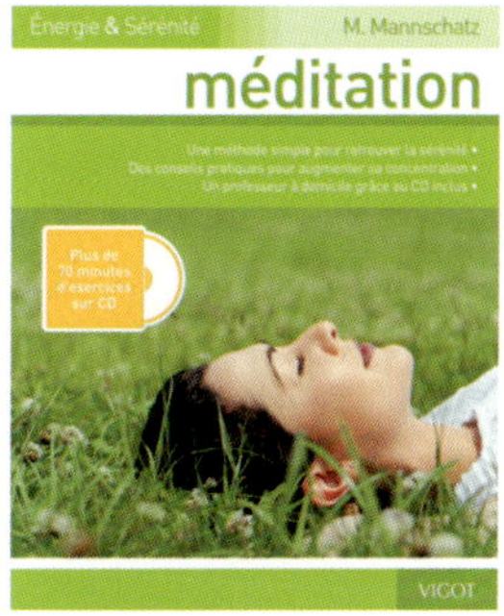


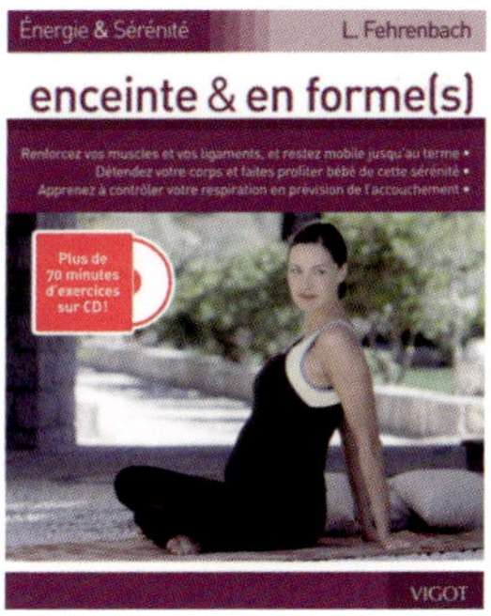


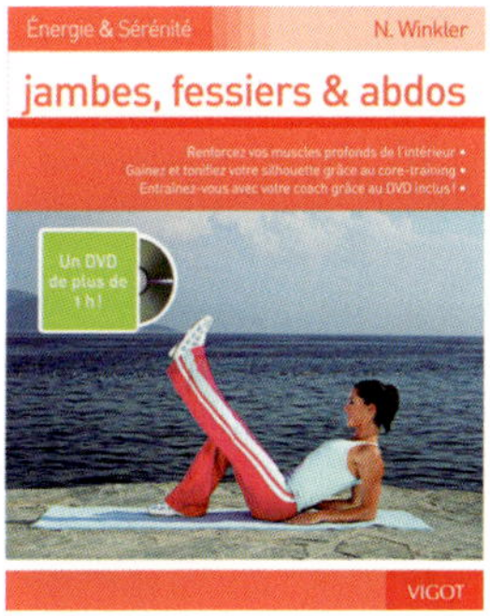


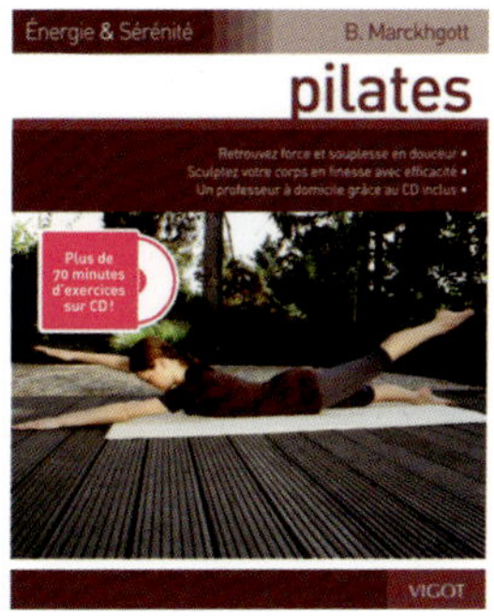


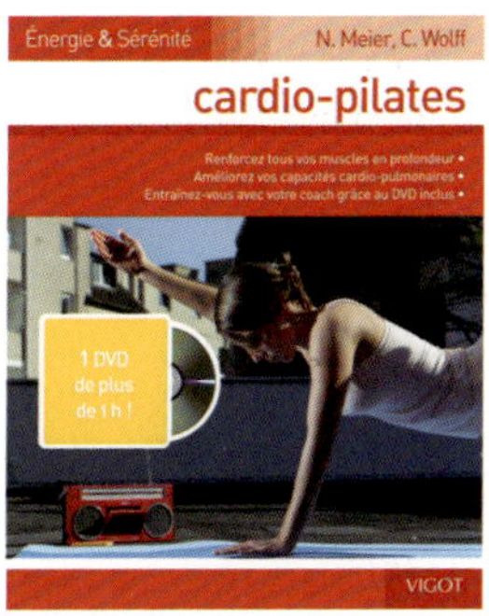


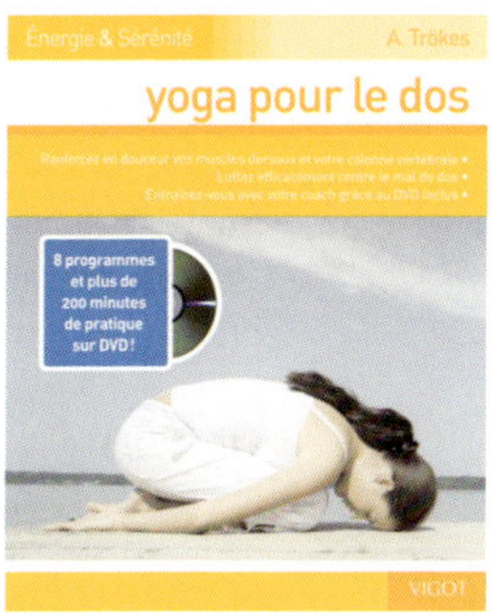


Pour retrouver votre énergie et cultiver votre sérénité, ces ouvrages vous proposent :

- Les principes de base d'une méthode expliqués de façon claire et précise.
- Une description des exercices simple et détaillée.
- Un professeur particulier grâce au CD ou au DVD joint.

VIGOT

Crédits photographiques
Photographies : Jens Junge, Heidelberg
Sauf :
AKG-photo : page 19 ; Kai Blaschke : pages 6 et 34 ; Archives GU : intérieur du rabat 1 (M. Waganhan) et page 74 (J. Lehmann).
Couverture : © Christine Schneider/zefa/Corbis

Illustrations : Nike Schenkl, Caputh

DVD
Produit par Unit Production Media Company, Heidelberg.
Voix : Colette Sodoyez
Version française réalisée par Dub Fiction Bruxelles.

Remerciements
Sincères remerciements à : la société at.one (Maier Sports, Munich) qui a généreusement prêté les tenues que portent les modèles sur les photographies.

Avis important
*Les conseils, informations et enseignements contenus dans le présent ouvrage sont le fruit de l'expérience de l'auteur, et ils ont tous été soigneusement mis en pratique et vérifiés. Tous les exercices ont été sélectionnés après avoir fait leurs preuves dans la pratique. Ils sont conçus pour des personnes présentant une condition physique normale. Il est cependant de la responsabilité du lecteur de décider de la fréquence ou de l'exécution des exercices. En cas de doute, consultez impérativement un médecin. Par ailleurs, comme pour toute forme d'exercice, il est conseillé d'avoir l'aval de son médecin avant de commencer. Ni l'auteur ni l'éditeur ne sauraient être tenus responsables quant aux éventuels préjudices ou dommages qui pourraient découler de la mise en œuvre des conseils pratiques proposés dans cet ouvrage ni, bien sûr, en cas d'interprétation erronée.*

Traduit de l'allemand par Ghislaine Tamisier
**Principe de maquette :** independent Medien-Design (Claudia Fillmann).
**Adaptation et mise en page :** Les PAOistes, Lille.
**Couverture :** modzilla!


ISBN : 978-2-7114-2023-0
Dépôt légal : janvier 2009

Achevé d'imprimer par Print Consult en Allemagne.